다이어트
절대법칙

비만 클리닉 한의사가 처방해주는 요요 없는 체질 다이어트 완벽 안내서

다이어트 절대법칙

초판 1쇄 인쇄 2018년 11월 23일
초판 1쇄 발행 2018년 11월 30일

지은이 김동희, 조아름

발행인 백유미 조영석
발행처 (주)라온아시아
주소 서울시 서초구 효령로 34길 4, 프린스효령빌딩 5F

등록 2016년 7월 5일 제 2016-000141호
전화 070-7600-8230 **팩스** 070-4754-2473

값 14,300원
ISBN 979-11-89089-49-8 (03510)

이 도서의 국립중앙도서관 출판시도서목록(CIP)은 서지정보유통지원시스템 홈페이지(http://seoi.nl.go.kr)와 국가자료공동목록시스템(http://www.nl.go.kr/kolisnet)에서 이용하실 수 있습니다. (CIP제어번호 : CIP2018037312)

라온북은 독자 여러분의 소중한 원고를 기다리고 있습니다. (raonbook@raonasia.co.kr)

비만 클리닉 한의사가 처방해주는
요요 없는 체질 다이어트 완벽 안내서

다이어트 절대법칙

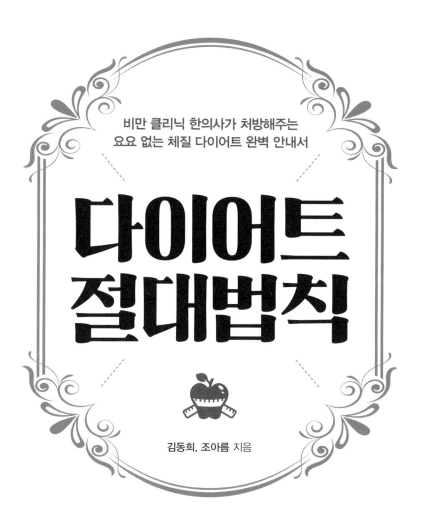

김동희, 조아름 지음

RAON
BOOK

프롤로그

지금 대한민국에서 가장 핫한 콘텐츠는 무엇일까? 우리는 어떠한 시대에 살고 있는걸까? 사람들이 가장 관심을 가지는 주제는 무엇일까? 나는 2019년 현재 대한민국을 이른바 '먹방(먹는 방송)의 시대', '맛집의 시대'라고 말하고 싶다. 경기의 불황에도 개업하는 음식점의 수는 꾸준하게 늘고 있고 개인 창업에서 음식점이 차지하는 비율 또한 압도적으로 높다. 예전에는 젊은이들이 핫한 '패션'의 거리에 모여들었다면 요새는 핫한 '맛집'이 있는 곳으로 모여들고 있다. 이대, 신촌, 강남, 청담 등 패션숍이 있던 자리가 맛집으로 채워지고 있다.

텔레비전을 틀어 조금만 채널을 돌려도 우리는 쉽게 맛있는 음식이 나오는 방송을 볼 수 있다. 국내외 맛집을 찾아다니며 직접 맛있게 음식을 맛보는 방송은 흔한 콘텐츠가 되었다. 맛집과 먹방이 유행하면서 선망하는 직업으로 셰프가 떠오르고 여러 채널에서 스타 셰프의 출연이 점점 늘어나고 있다. 텔레비전뿐 아니라 인터넷, 그리고 각종 개인 방송과 소셜미디어에도 맛있는 음식에 대한 정보가 홍수처럼 쏟아진다. 각종 매체가 '맛집'이라는 콘텐츠에 집중하고 있기에 우리는 우리의 눈길이 닿는 곳마다 우리를 유혹하는 음식들을 마주한다. 입맛을 자극하고 식욕을 당기게 하는 이러한 방송들을 우리는 저녁이나 배가 고픈 한밤중에 접하게 된다. 다이어트 클리닉을 운영하는 필자도 이런 방송을 보고 밤에 야식을 시킨 적이 여러 번이다. 지금 우리는 참 다이어트 하기 힘든 세상에 살고 있다.

그렇다면 한 번 더 같은 질문을 해보겠다. 우리는 어떠한 시대에 살고있는 걸까? 사람들이 가장 관심을 가지는 주제가 무엇일까? 이에 대한 답을 다시 해보자면, 우리는 '외모, 몸짱'의 시대에 살고 있다. 동서고금을 통틀어 지금처럼 외모, 몸매에 관심을 가졌던 적은 단연코 없다. 특히 우리나라 매체는 유난히 '날씬하고 예쁜' 외모에 집중한다. 텔레비전만 틀면 나오는 인물들은 대부분 날씬하다. 비단 텔레비전 속 일반인만 날씬한 건 아니다. 인터넷과 소셜미디어에도 날씬하고 멋진 몸매를 가진 일반인들이 너무나도 많다. 몸매 관리도 자기 관리의 일종이고, 자랑이고, 스펙인 시대가 도래한 것이다. 우리는 먹는 것에 환호하면서도 날씬하게 살아야 하는 세상에 살고 있다. 맛있는 것을 많이 먹지만 날씬한 몸매는 유지해내는 어려운 일을 해내야 하는 어려운 시대다.

'맛있게 먹으면 0칼로리!'라는 말이 한때 유행한 적이 있다. 이 문구는 우리가 맛있는 음식을 먹으면서도 살이 찔까 봐 얼마나 걱정을 많이 하고 있는지를 역설적으로 나타낸다. 분명 행복한 기분으로 맛있는 음식을 먹으면 살이 덜 찔 수 있다. 하지만 0칼로리는 아니다. 맛있는 것을 '맘껏' 먹으면 살이 안 찔 수 없지만 '적당히' 먹으면 가능하다. 올바른 식습관으로 충분히 '살이 안 찌는 몸'을 만들 수 있다. 맛있는 것을 즐기면서 건강까지 유지할 수 있다는 말이다.

앞서 우리는 먹방의 시대, 날씬의 시대에 살고 있다고 했지만, 사실 과거부터 지금까지 쭉 '건강'의 시대에 살고 있다. 대부분의 사람들이 날씬해지기 위해 다이어트를 한다고 생각하지만 사실 병원을 찾는 사람들의 약 70퍼센트는 건강을 위해서 살을 빼려는 것이다. 건강 검진 결과 높은 지질 수치에 놀란 사람, 무릎이나 발목 등의 관절 통증을 겪는 사람, 혈압이 높은 사람, 이런저런 질병에 시달리는 사람들이 많다. 이처럼 다이어트는 건강을 지키는 핵심이자 첫걸음이다.

우리는 다만 미용 목적이 아니라 건강을 위해 다이어트를 해야 한다. '내 인생의 더 이상 다이어트는 없다'는 절실한 마음가짐으로 말이다. 더 이상 '살이 찌지 않는 몸'을 만들기 위한 다양한 방법들이 이 책에 담았다. 원푸드 다이어트나 단식처럼 몸을 망가뜨리는 다이어트 방법은 최대한 지양하고 건강하게 체중을 감량하고 요요 현상이 나타나지 않는 생활습관, 마인드 컨트롤, 체질에 따른 다이어트 방법까지 기술했다.

다이어트라는 쉽지 않은 도전을 위해 한 걸음 내딛은 당신에게 격려와 응원의 박수를 보내고 싶다. 이 책은 다이어트를 계획하거나 이미 시작한 사람들에게 큰 도움이 될 뿐 아니라 연이은 다이어트 실패로 망가진 몸에 권하는 치유서다. 무분별한 먹방이 홍수처럼 쏟아지는 시대에서, 한편으로는 날씬해야 한다고 요구하는 가혹한 시대에, 맛있는 것을 먹으면서 건강한 몸을 유지하는 데 많은 도움이 되기를 바란다.

"'절대법칙 다이어트'를 만나고
   살찌지 않는 몸이 되었습니다."

내 몸에 좋은 음식이 결국 다이어트에도 좋은 음식이라는 사실을 알게 되었어요. 다이어트는 평생 해야 하지만 습관을 들이면 큰 노력 없이도 쉽게 살이 찌지 않는 몸을 만들 수 있다는 사실이 놀라웠어요.

– 박현정(회사원/2개월 다이어트)

그동안 다이어트는 무조건 원푸드, 아니면 굶어야 한다고 생각했는데 하루 세끼를 꼬박꼬박 먹으면서도 체지방이 줄어들더군요. 그것도 아주 많이요! 건강을 잃지 않는, 제대로 된 다이어트 방법을 찾고 계신 분께 이 책을 추천합니다.

– 이유진(회사원/6개월 다이어트)

음식을 가까이하는 직업이라 항상 다이어트가 어려웠습니다. 그래도 최선을 다해 음식을 조절하다 보니 몸의 라인이 달라졌습니다. 주위에서 '절대법칙 다이어트'를 시작하려는 사람이 있다면 무조건 적극 추천합니다!

– 권선주(요리연구가/6개월 다이어트)

결혼식을 앞두고 급하게 다이어트를 시작했는데 체지방 감소뿐 아니라 전체적인 몸 컨디션이 좋아지는 것이 신기했습니다. 어떻게 이렇게 예쁘게 살을 뺄 수 있었는지 주위 사람들이 무척 궁금해하더군요.

– 이정남(회사원/4개월 다이어트)

신랑은 회사 스트레스, 저는 출산 후 불어난 체중 때문에 함께 다이어트를 시작했는데 습관 교정을 통해 체중을 감량하게 되어 아주 좋았습니다. '살이 찌지 않는 방법'에 대해 많이 배웠어요! 요요 방지 기간에도 최선을 다해 체중을 유지할 생각입니다.

– 박용현&이선혜(부부, 회사원과 가정주부/3개월 다이어트)

둘이 함께 다이어트를 시작해 각각 10킬로그램이 넘는 체중을 감량한 후 바뀐 옷 사이즈만큼 생활도 많이 바뀌었답니다. 멋진 모습으로 결혼 예정입니다. 감사합니다!

— 이학용&윤문희(부부, 회사원/3개월 다이어트)

건강하게 체중을 감량하는 것에 대해 항상 고민이었는데 체중과 건강, 두 마리 토끼를 잡은 것 같아 무척 만족합니다!

— 한주희(회사원/3개월 다이어트)

비만은 건강의 적이라는 말을 가볍게 여겼는데 어느 날 비정상적으로 높은 혈압을 알게 된 후 위기감을 느껴 다이어트를 결심했습니다. 직업의 특성상 생활이 불규칙하고 술자리가 잦아 다이어트는 시작조차 어려웠고 체중 조절도 쉽지 않았습니다. '절대법칙 다이어트'를 시작하고 혼도 많이 났지만 주어진 상황에서 시키는 대로 노력하니 체중이 줄기 시작했습니다. 아직 목표 체중은 아니지만 건강을 위해 올바른 식습관을 유지해 목표치에 꼭 도달하도록 하겠습니다.

— 조운형(회사원/3개월 다이어트)

'절대법칙 다이어트'를 통해 건강하게 체중을 감량한 후 운동으로 꾸준히 2년째 유지 중입니다. 살이 잘 찌는 체질에서 살이 잘 찌지 않는 체질로 바뀌었어요!

— 유수미(회사원/3개월 다이어트)

10킬로그램 넘게 체중을 감량하고 나니 주위의 놀람과 호기심 어린 시선이 느껴졌어요. 그 후 감량한 체중을 꾸준히 유지하니 그 놀람은 곧 부러움으로 바뀌었습니다. 비교적 힘들지 않게 체중을 감량하고 또 유지하는 것 같아서 신기하고 기분 좋습니다!

— 정지현(회사원/3개월 다이어트)

목 차

 1장 더 이상 실패는 없다, 내 인생 마지막 다이어트

다이어트하면 인생이 바뀐다

살을 잘 빼는 사람들의 비밀

혼자서 하기 힘든 다이어트, 친구가 필요하다

찰나의 실수를 핑계로 다이어트를 포기하지 마라

비만이 초래하는 무서운 질병

사람에 따라 달라지는 다이어트

2장 하나만 알아도 열이 바뀌는 다이어트

3장 체중이 아닌 체지방을 빼는 방법

4장 나를 살찌게 하는 것들

5장 내가 먹는 것이 곧 내가 된다

6장 내 체질에 꼭 맞는 다이어트

7장 다이어트 첫 4주간 일어나는 변화

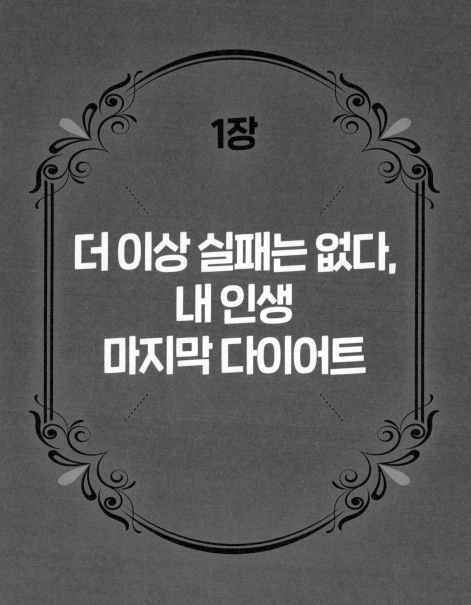

1장

더 이상 실패는 없다,
내 인생
마지막 다이어트

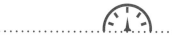

다이어트하면
인생이 바뀐다

지난 다이어트, 무엇이 문제였나

이 책을 펼친 독자들 중에 다이어트를 '처음' 시작하는 사람은 거의 없을 것이다. 대부분 다이어트에 여러 번 실패한 경험이 있을 것이다. 그렇다면 이전까지의 다이어트는 무엇이 문제였을까? 왜 살이 빠지지 않거나 또는 다시 찌게 된 것일까?

다이어트를 하는 모든 사람이 같은 방법으로 동일 체중을 감량할 수 있을까? 단순히 감량한 체중, BMI(체질량지수) 수치만으로 다이어트의 성패를 판단할 수 있을까?

사람마다 다른 다이어트법

사람들은 제각기 다른 체질을 가지고 있다. 그러므로 같은 방법을 써도 동일한 체중을 감량할 수는 없다. 그런데 모든 사람들이 'OOO의 감량법', 'OOO만 먹으면 10킬로그램 빠진다'는 문구에 현혹되어 똑같은 방법으로 다이어트를 하려고 한다.

100킬로그램이 넘는 고도비만과 50킬로그램의 날씬한 사람이 동시에 다이어트를 한다면 일주일 뒤 누가 더 많이 감량할까? 당연히 빼야 할 살이 많은 100킬로그램의 고도비만이 더 많이 감량한다. 그렇다면 최종 결과도 100킬로그램의 고도비만이 더 좋을까?

'그렇지 않다.' 다이어트 기간이 한 달로 늘어나면 이야기가 조금 달라진다. 일반적인 예상과는 달리 50킬로그램이었던 사람의 경과가 더 좋은 경우가 많다. 한 달이 지나면 50킬로그램이었던 사람은 착실하게 다이어트를 해서 5킬로그램 정도 감량하는 경우가 50퍼센트 이상이다. 마른 수건을 쥐어짜듯 악착같이 살을 빼는 것이다. 하지만 100킬로그램인 사람은 처음 일주일은 경과가 좋지만 이후부터 한 달까지 5킬로그램 이상 감량하는 경우가 10퍼센트도 되지 않는다. 한 달 동안 5킬로그램을 감량한 상위 10퍼센트에 해당하는 사람들은 그 이후에도 10킬로그램 이상 감량하는 경우가 많다. 즉, 고도비만인 사람들은 상위 10퍼센트를 제외하고 다이어트에 실패할 확률이 매우 높다.

그렇다면 100킬로그램이 넘는 과체중인 사람들은 50킬로그램의 사람들에 비해 살을 빼지 못하는 것일까? 다이어트에 실패하는 90퍼센트는 무엇이 문제일까? 체중이 과도하게 많이 나가기까지 영향을 주었던 주변 환경, 나쁜 생활 습관, 수차례의 다이어트 실패 경험, 단기간의 무리한 운동과 식이조절로 인한 건강 악화 등 여러 가지 요인이 있다.

과거를 철저히 분석하자

의지만 있다면 얼마든지 다이어트에 성공할 수 있다는 생각이 틀렸다는 것을 다이어트 클리닉을 운영한 지 얼마 되지 않아 곧바로 깨닫게 되었다. 중요한 것은 살을 빼고자 하는 의지의 정도가 아니다. 그보다는 내가 왜 살이 쪘고, 왜 다이어트에 실패했는지를 철저히 분석하고 연구해야 한다.

한의학의 기본 원칙은 모든 사람이 각기 다른 체질을 타고났으며, 환자마다 치료 방법도 각기 다르다는 것이다. 이것은 다이어트에도 그대로 적용된다. 저마다 체질과 환경, 몸이 기억하는 경험이 다르기 때문에 식이 조절부터 운동까지 다르게 적용해야 한다. 자신에게 꼭 맞는 다이어트가 필요하다는 것이다. 몇 차례의 실패를 이미 겪어보았다면 더 이상 남들과 똑같은 다이어트를 고집하며 몸을 혹사할 필요 없다.

다이어트 책을 읽으면서도 정작 다이어트를 시작하지 않는가?

살을 빼기도 전에 요요현상을 걱정하는가?

그동안 왜 다이어트에 실패했는지 잘 모르겠는가?

위의 3가지 질문에 답할 수 있는 사람은 다이어트에 성공할 수 있다. 실패에 대한 걱정은 접어두고 실패했던 과거를 철저히 분석하자. 이제 당신의 '마지막' 다이어트가 시작될 것이다.

다이어트로 미래를 바꾼다

일자목 통증으로 한의원을 찾은 박소은 씨(27세)는 이른바 '취업 장수생'이었다. 한 번에 대학교 입학, 휴학 없이 대학을 졸업했지만 무엇 때문인지 취업만큼은 쉽지 않았다. 끊임없는 노력과 스펙 관리 끝에 두어 번 대기업에 서류 합격을 한 적은 있지만 최종 면접에서 번번이 탈락의 고배를 마셔야 했다. 서류에서 떨어질 때마다, 혹은 면접에서 떨어질 때마다 항상 자신을 채찍질하며 더 높은 스펙을 쌓기 위해 노력했다.

800점 후반대였던 토익 점수는 거의 만점에 가까운 950점대로 껑충 뛰었고, 한국사능력검정시험 1급 외에도 컴퓨터, 회계 등 도움이 될 만한 자격증은 모조리 섭렵했다. 해가 갈수록 스펙은 좋아졌지만 오히려 시간이 지날수록 서류 합격조차 점점 쉽지 않았다. 신입사원 채용에 나이 제한이 있는 것은 아니지만 불안한 마음은 커져만 갔다.

도대체 무엇이 문제인지 모르겠다며 울먹이는 그녀에게 나는 단호히 말했다. 다이어트를 하면 취업에 성공할 확률이 적어도 2배 이상 높아질 거라고 말이다. 이미 충분한 스펙을 가지고 있는 그녀에게 필요한 것은 바로 '자기 관리'였다. 선한 인상에 웃음기 많은 얼굴이었지만 BMI 27.3의 고도비만에 해당하는 체질량지수가 그녀의 인상에도 영향을 미치는 것은 어쩔 수 없었다. 서류 전형에 첨부하는 사진이야 포토샵으로 어느 정도 보정할 수 있지만 면접이 문제였다. 더구나 박소은 씨는 상체가 살이 찌는 토양^{土陽} 체질로 체구가 크고 둔해 보였다. 그녀를 잘 아는 사람들은 야무지고 성실하다는 것을 알지만 처음 보는 면접관은 겉모습만 보고 선입견을 가질 수 있었다. 좋은 인상을 주기 위해 최소한 10킬로그램은 감량해야 했다.

식이 패턴을 조절하라

본격적으로 상담을 해보니 오랜 수험 생활로 인해 그녀의 식이 패턴이 망가질 대로 망가져 있었다. 밥은 거의 먹지 않고 간단하게 빵이나 우유로 식사를 대신하기 일쑤였다. 더구나 스트레스를 받을 때마다 초콜릿과 사탕을 먹는 습관이 있었다. 스트레스는 몸의 순환을 막고 위열이 치성하게 만들기 때문에 기름진 음식, 단 음식이 당길 수 있다. 하지만 그런 음식은 몸에 독이 된다. 빵을 끊고 흰쌀밥을 잡곡밥으로 대체하는 것은 물론 단백질이 풍부한 식단으로 바꾸지 않는 한 살을 뺄 수가 없다. 식이 패턴은 지극히 불규칙했기 때문에 식이 조절을 도와주는 한약 치료가 함께 들어갔다.

처음에 박소은 씨는 의욕이 앞서 무조건 먹는 양을 줄였다. 포만감을 주는 한약재가 들어갔기 때문에 식사를 하지 않고 약만 먹어도 크게 배고픔이 느껴지지 않았다. 그녀는 하루에 한 끼도 제대로 먹지 않고 무조건 굶기 시작했다. 이런 조급한 생각으로는 다이어트에 실패하는 것은 물론 몸을 망친다. 음식량을 극단적으로 줄이는 대신 음식의 종류와 습관만 바꿔도 충분히 체중을 줄일 수 있다고 그녀를 설득했다. 처음에는 반신반의하던 박소은 씨도 체지방 감소에 속도가 붙기 시작하자 성실하게 프로그램을 따라왔다.

결과는 대성공이었다. 3개월 만에 12.5킬로그램을 감량한 것이다. 그중 체지방 감소량은 10.9킬로그램이었다. 그리고 박소은 씨는 그토록 바라던 상체 군살을 성공적으로 감량했다. 옷 사이즈가 줄어들자 옷 맵시가 완전히 바뀌었다. 이제는 어떤 옷을 입어도 상체가 커 보이지 않았다. 박소은 씨는 다이어트에 성공하자 자신감도 커졌다.

다이어트의 긍정적인 효과

다이어트에 성공하면 생각보다 많은 것이 바뀐다. 맨 먼저 옷 스타일이 바뀌면서 모임에 나가는 횟수가 늘어나고 만나는 사람들도 달라진다. 면접에서 좋은 인상을 주어 취업에 성공할 수도 있다.

말하자면 다이어트는 인생을 바꿀 수 있는 가장 쉬운 방법이다. 그리고 앞으로의 인생이 긍정적으로 흘러갈 확률이 매우 높다. 살찐 사람은 '긁지 않은 복권'이라는 말도 있지 않은가.

자기 관리는 곧 자기 계발이다. 체중이 평균보다 훨씬 더 많이 나가면 게으른 인상을 줄 수 있다. 주위 시선을 지나치게 의식하는 것은 좋지 않지만, 자신의 외모를 적당히 가꾸는 것은 사회생활의 필수라고 할 수 있다.

현재 박소은 씨는 서류와 2차 면접을 통과하고 최종 면접 결과를 기다리는 중이다. 이 책이 출간될 때쯤 그녀가 기쁜 소식을 전해주리라 믿는다. 인생이 바뀌는 달콤한 행복을 그녀가 누릴 수 있기를 바란다. 그것은 결코 행운이 아니라, 그녀의 노력이다.

살을 잘 빼는
사람들의 비밀

디데이를 정하라

시험 기간에 벼락치기를 해보지 않은 사람은 아마 없을 것이다. 절실한 마음으로 밤새워 공부를 하다 보면 문득 이런 생각이 뇌리를 스친다. '아, 이렇게 일주일만 공부했으면 100점 맞을 수 있을 텐데.' 공부를 잘하든 못하든 시험일이 가까워질수록 공부의 효율은 높아지게 마련이다. 심지어 시험 전날은 잠도 오지 않고 암기력이 상승하며 어려운 문제가 쏙쏙 이해되기도 한다.

최종 기한에 가까울수록 더 집중하게 되는 현상을 '데드라인 효과'라고 한다. 마감일이 정해져 있지 않다면 해야 할 일을 저녁 또는 내일로 차일피일 미루기 쉽다. 하지만 데드라인이 누군가에 의해 억지로 정해진다면 오히려 일의 효율이 떨어질 수 있다. 단순히 그

날짜에 맞추기 위해 허겁지겁 하다 보면 업무의 질이 떨어지게 된다. 그러므로 데드라인 효과를 제대로 보려면 반드시 스스로 결정해야 한다. 최종 데드라인을 타인이 정하는 경우에도 스스로 중간 데드라인을 정한다면 업무의 효율을 높일 수 있다.

데드라인을 정하라

연예인이나 신랑 신부 등이 다이어트에 성공하는 이유도 바로 '데드라인 효과'로 설명할 수 있다. 보통 배우들은 작품을 위해 체중을 조절하는 경우가 많다. 심지어 몇몇 감독들은 영화배우를 캐스팅하면서 몇 킬로그램까지 감량하라는 조건을 내걸기도 한다. 작품의 캐릭터를 사실적으로 표현해야 하는 배우들에게는 다이어트가 곧 일의 하나이다. 따라서 배우들은 연기에 들어가기 전까지 필사적으로 체중을 조절한다. 다이어트 전후의 기복이 심한 배우를 두고 입금 전, 입금 후가 다르다는 우스갯소리를 한다. 출연료가 '입금'되면 배우에게 데드라인이 정해지는 것과 같다. 이렇게 되면 다이어트의 효율이 일반 사람들과 다를 수밖에 없다.

다이어트를 하기 위해 내원하는 예비 신랑 신부도 데드라인이 정해져 있는 배우와 마찬가지다. 결혼식 전까지 다이어트를 하기 위해 찾아온 신랑 신부에게는 "다이어트에 성공할 확률이 굉장히 높다"라고 말한다. 지금까지 우리 병원에서 다이어트를 진행한 사람들의 통계를 내보면 데드라인 효과가 있음을 알 수 있다. 그저 살을 빼고 싶다고 말한 환자보다 결혼과 같이 확실한 목표가 있는 사람들의 성공률이 훨씬 높았다. 그도 그럴 것이 당장 눈앞의 목표와 데 드라인이 정해져 있기 때문이다.

확실한 목표를 가진 환자들은 일주일에 한 번씩 빠짐없이 내원해서 성실하게 체성분 검사를 하고 상담까지 진행한다. 이런 사람들은 예약 부도율 또한 현저히 낮다. 간혹 시술이나 상담 예약을 전혀 지키지 않은 사람들이 몇 달 만에 찾아와 왜 자신은 살이 빠지지 않느냐고 하소연한다. 결혼을 앞둔 사람들은 예약을 지키지 않고 몇 달간 병원을 찾아오지 않는 경우가 거의 없다. 뚜렷한 목표 의식과 확실한 데드라인이 있기 때문이다.

명확한 목표를 잡아라

많은 사람들이 명확한 목표 없이 다이어트를 시작한다. '10~15킬로그램을 빼고 싶다'는 목표치만 있을 뿐, 어느 정도의 몸무게를 정확히 언제까지 빼겠다는 구체적인 계획은 없는 것이다. 그렇다면 구체적인 계획을 어떻게 세워야 할까? 보통 첫달에는 본인 체중의 7~10퍼센트를 목표로 잡아야 한다. 그리고 둘째 달에는 본인 체중의 6~8퍼센트, 셋째 달에는 5퍼센트로 잡는 것이 바람직하다.

하지만 이 수치는 나이, 체중, 상황에 따라 조금씩 다를 수 있다. 구체적인 목표 기한을 본인의 상황에 따라 잡는 것은 좋지만 너무 길게 설정하면 안 된다. 최소 일주일에서 한 달을 주기로 목표 체중에 도달했는지 확인하는 것이 좋다. 일주일 목표 감량치는 체지방량을 기준으로 0.4~0.8킬로그램으로 잡는 것이 적당하다. 체중이 줄어들고 늘어나는 것에 일희일비할 필요 없다. 체중의 변화보다 중요한 것은 바로 '체지방량의 변화'이기 때문이다. 체지방 감소가 동반되지 않은 체중 감소는 거의 체수분이 감소한 경우이므로 금세 다시 찌기 쉽다.

배우나 신랑, 신부들이 다이어트에 성공하는 이유는 더 독하기 때문이 아니다. 정확한 목표를 세우고 달성하는 과정이 반복되면 누구나 충분히 살을 뺄 수 있다. 다이어트를 시작하려면 구체적인 데드라인과 목표를 세워라. 다이어트의 효율과 성공률이 훌쩍 올라갈 것이다.

급하게 뺄수록 빨리 찐다

"한 달에 몇 킬로그램이나 뺄 수 있나요? 제가 예전에 허브 다이어트를 할 때는 1개월에 7킬로그램까지 뺐는데 그만큼 효과를 볼 수 있을까요?" 다이어트를 위해 찾은 최영희 씨는 원장실에 들어서자마자 다짜고짜 이렇게 물었다. 그녀의 최대 관심사는 한 달에 얼마만큼 뺄 수 있는가 하는 것처럼 보였다. 한 달 만에 많이 뺄 수 있는 곳이 좋은 병원이라는 듯이 말이다.

인터넷에도 이런 질문들이 종종 올라온다. "한 달에 8킬로그램까지 감량할 수 있을까요? 아니면 몇 킬로그램까지 감량할 수 있을까요?" 방법은 간단하다. 식욕을 최대한 억제하고 굶으면 된다. 한 달에 5킬로그램 이상 빼려면 무조건 굶어야 한다. 하지만 진정으로 다이어트에 대한 노하우를 가지고 있는 병원은 절대 한 달에 얼마까지 뺄 수 있다는 말로 사람들을 끌어들이지 않는다. 급격하게 많은 체중을 감량하는 일은 '안' 하는 것이지 '못'하는 것이 아니다.

살을 빼는 원리

빨리 살을 빼려고 무작정 굶는 사람들이 있다. 처음에는 살이 조금 빠지지만 어느 순간부터는 더 이상 빠지지 않는다. 살이 빠졌다고 해도 지방이 아니라 대부분 근육량이 줄어든 것이다. 근육은 에너지 밀도가 체지방보다 훨씬 낮다. 따라서 굶으면 근육이 먼저 줄어들어 체중이 빠지는 것이다. 근육이 줄어들면 기초대사량이 급격하게 떨어지기 때문에 장기적으로는 좋지 않다. '우리 몸에서 소모하는 에너지'인 기초대사량이 줄어들면 더 이상 살이 잘 빠지지 않는 정체 구간에 더 쉽게 도달하게 된다.

살을 빼는 가장 기본적인 원리는 우리 몸에 들어오는 영양분^{input}과 소모하는 에너지^{output}의 차이를 이용하는 것이다. 들어오는 에너지를 줄이거나 소모하는 에너지를 늘리면 된다. 아웃풋이 줄어들어도 인풋이 동일하다면 당연히 살은 더 이상 빠지지 않거나 오히려 더 찌게 된다. 섭취량을 더 줄인다면 당장은 체중이 빠질 수 있어도 곧바로 정체기에 도달한다. 또한 먹는 양을 극단적으로 줄이는 방식으로는 다이어트를 오래 지속하기가 어렵다.

이것은 물속에서 숨을 참고 잠수하는 것과 같다. 잠수 시간을 아주 조금 늘릴 수는 있지만 숨을 오래 참을 수는 없다. 결국 물 밖으로 빠져나와 헐떡이듯이 극단적인 다이어트의 끝도 폭식으로 이어지게 마련이다. 금식은 확실히 폭식을 낳는다. 그렇게 되면 원래의 체중으로 되돌아가거나 심지어 빼기 전보다 더 늘어날 수 있다.

굶을수록 더 찌는 역설

굶는 다이어트의 문제점은 여기서 끝나지 않는다. 앞에서도 말했듯이 무작정 굶으면 근육이 주로 빠진다. 그러다 다시 평소 식생활로 돌아가면 근육이 아닌 체지방으로 쌓인다. 한마디로 굶는 다이어트를 반복하면 근육은 줄어들고 체지방이 늘어나는 것이다. 원래 체중으로 돌아갔다고 해도 기초대사량이 현저하게 떨어져서 '살이 더 잘 찌는' 체형으로 바뀐다.

또한 같은 몸무게라도 근육이 적고 체지방이 많아지면 살이 더 쪄 보이기 십상이다. 똑같은 1킬로그램이라도 근육보다 체지방의 부피가 1.3배가량 더 크기 때문이다. 같은 몸무게라도 근육과 체지방의 구성 비율에 따라 체형에 큰 차이를 보인다.

한마디로 '쉽게 얻은 것은 쉽게 나간다$^{Easy\ come,\ easy\ go}$.' 쉽게 빠진 살은 쉽게 다시 찐다. 단기간에 무리해서 살을 빼려다 되레 살이 잘 빠지지 않는 체질이 될 수 있다. 다이어트를 할 때는 반드시 근육 손실을 최소화하고 체지방 위주로 감량해야 한다. 이를 위해 절대 하지 말아야 할 것이 '굶지 않는 것'이다.

다이어트^{diet}를 한글로 번역하면 '식이요법'이다. 무작정 체중을 줄이는 것이 다이어트가 아니다. 올바른 식이를 통해 건강한 몸으로 만드는 것이 바로 다이어트다. 궁극적으로는 살이 잘 찌지 않는 체질로 바꿔나가는 것이다.

살이 찌는 체질이 있다. 그리고 잘못된 다이어트로 살이 잘 찌는 체질로 바뀌는 경우도 많다. 이것을 방지하려면 조금 오래 걸리고 조금 엄격하더라도 체지방 위주로 감량해야 한다. 빨리 날씬해져서 예뻐지고 싶은 마음은 당연하다. 그러나 급할수록 돌아가라는 말은 다이어트에도 적용된다. '급하게 뺄수록 더 빨리 찐다'는 사실을 명심하자. 조금 오래 걸리더라도 평생 살이 찌지 않는 체질로 바꾸어야 한다.

혼자서 하기 힘든 다이어트, 친구가 필요하다

다이어트의 든든한 동반자

다이어트는 혼자 할 때보다 같이 할 때 성공률이 훨씬 높다. 무엇이든 혼자 하다 보면 의지가 약해지게 마련이다. 관리자의 도움을 받아도 좋고, 친구들이 서로의 관리자가 될 수도 있다. 혼자 하면 3킬로그램 뺄 것을, 둘이 같이하면 6킬로그램 혹은 그 이상 감량할 수 있다. 또한 혼자보다 함께해야 더욱더 안전하게 다이어트를 할 수 있다. 스쿠버다이빙을 할 때도 절대 혼자 하지 않는다. 이른바 '버디Buddy 동행'가 있어야 안전하게 다이빙을 즐길 수 있다.

혼자 다이어트를 하면 왜 성공률이 떨어질까? 자신의 의도와 다른 방향으로 흘러갈 수 있기 때문이다. 예를 들어 극단적으로 식이 조절을 하다 보면 식이 질환에 걸릴 위험이 있다.

다이어트에도 도움이 필요하다

다이어트에 관한 지식 없이 무조건 굶다 보면 체지방보다 체수분이나 근육 위주로 감량된다. 앞에서도 말했듯이 근육은 적어지고 체지방은 늘어나면서 기초대사량이 줄어들어 살이 더 잘 찌는 체질로 변한다. 혼자 잘못된 다이어트를 여러 번 반복하다 보면 결과적으로 살이 빠지기는커녕 더 찌게 된다.

체지방, 특히 내장지방이 많을수록 건강에 좋지 않다. 지방은 몸에 염증을 잘 일으켜 고지혈증이나 장누수증후군 등을 초래하고, 그 외 비만으로 인한 모든 질병의 원인이 된다. 비만은 단순히 체중이 많이 나가는 것이 아니라 체내에 지방조직이 과도한 상태를 의미한다. 잘못된 방법으로 다이어트를 하면, 비만에서 벗어나기는커녕 오히려 비만으로 인한 무서운 결과를 초래할 수 있다.

따라서 가장 경계해야 할 것은 극단적으로 식이를 제한하는 것이다. 일시적인 절식이나 단식은 몸의 에너지를 활성화하고 몸속으로 독소가 유입되는 것을 차단함으로써 해독하는 효과가 있다. 하지만 혼자 임의로 단식을 하면 무리하게 진행할 위험이 크다. 또한 본인이 앓고 있는 질환에 따라 단식 기간을 조절해야 한다. 전문가의 도움이 필요한 이유가 여기에 있다. 그리고 스스로를 옭아매며 강박적인 다이어트를 하다 보면 자칫 식이 장애, 즉 거식증에 걸려서 위험한 상황에 빠질 수도 있다. 다이어트 도중 거식증에 걸리는 과정은 다음과 같다.

다이어트에 대한 강박을 느끼고 극단적으로 음식을 먹지 않는다. → 가끔 한 번씩 참지 못하고 폭식을 한다. → 순간을 참지 못한 자신을 책망하는 마음이 커진다. → 곧 먹은 것을 후회하고 체중 증가를 막기 위해 억지로 게워내는 행동을 반복하면서 먹는 것을 스스로 제어할 수 없는 상태에 이른다.

거식증은 구토하는 과정에서 생기는 역류성 식도염뿐만 아니라 영양 결핍 등 각종 건강상의 문제를 동반하므로 반드시 병원에 가서 올바른 진료를 해야 한다.

다이어트를 포기하지 않는 원동력

또한 혼자 다이어트를 하면 무분별하게 유입되는 건강보조제에 노출될 가능성이 크다. '평소대로 먹으면서 살을 뺀다'고 광고하는 건강보조제들이 많다. 먼저 건강보조제와 약품의 차이를 명확하게 알아야 한다. 실제로 광고에서 말한 효과를 볼 수 있는 보조제는 의약품으로 지정될 가능성이 크다. 그러나 건강보조제만 믿고 다이어트하다 보면 오히려 살이 더 찌거나 건강을 망칠 수도 있다. 또한 병원에서 처방받은 약의 복용량을 임의로 늘리는 것도 문제가 될 수 있다. 다이어트 보조제를 과용하면 불면증과 두근거림뿐 아니라 환각 증세까지 나타나는 사례가 밝혀졌으므로 특별히 유의해야 한다. 오래 복용해서는 안 되는 약도 있으므로 반드시 전문가의 지시를 따라야 한다.

건강한 몸을 유지하면서 다이어트를 하기 위해서는 전문가의 도움을 받는 것이 좋다. 적어도 잘못된 길로 인도하지는 않기 때문이다. 그 밖에 친구든, 가족이든, 동료든 자신의 다이어트를 지지해주고 응원해주는 사람이 있으면 도움이 된다. 특히 함께 다이어트를 하는 친구가 있다면 포기하지 않는 원동력이 된다.

우리는 환자들이 일주일, 길어도 2주일에 한 번은 꼭 내원할 것을 권한다. 1~2주에 한 번씩 변화하는 체중을 확인해야 주중에 다이어트를 게을리하지 않기 때문이다. 환자들의 체성분 검사를 하고 일주일간의 다이어트 상황에 대해 상담을 진행한다. 물론 체중이(정확히 말하면 체지방량) 줄어드는 환자도 있지만 속도가 더딘 사람도 있다. 하지만 일정한 주기로 체중을 검사받고 있다는 사실이 긴장감을 준다. 또한 체중이 빠지면 같이 기뻐해주고, 별 변화가 없다면 위로와 정서적인 지지를 받는다. 이런 이유로 혼자 하는 다이어트보다 같이하는 다이어트가 훨씬 성공률이 높고, 감량한 체중을 유지하기도 쉽다.

누군가 함께한다면 이번이 마지막 다이어트가 될 수 있다. 다이어트 친구를 만들어라. 그러면 반드시 살이 빠질 것이다.

사돈의 팔촌까지 내 다이어트를 알려라

다이어트를 하는 사람들은 크게 두 부류로 나뉜다. 자신의 다이어트를 주변에 널리 알리는 사람과 조용히 혼자 다이어트를 하는 사람이다. 전자의 경우 또 다이어트를 하느냐, 그만해라 등 애정 어린 핀잔을 들을 수도 있지만 널리 알린 만큼 협조를 얻거나 조언을 들을 가능성도 크다. 후자의 경우 다이어트 사실을 숨기다 보면 사람들과 어울릴 때 식이 조절을 하기 어렵다. 조금이라도 적게 먹으면 왜 그러느냐, 어디 아프냐는 말을 듣게 되므로 할 수 없이 평소처럼 먹는다.

조용한 다이어트?

차분한 성격의 회사원 서은주 씨(29세)는 다이어트를 할 자신이 없다고 토로했다. 단기간에 갑자기 찐 살이 아니기 때문에 살을 뺀다 하더라도 유지할 수 있을지 의문이라는 것이었다. 10년 가까이 유지해 온 체중인 만큼 확 바뀌리라는 기대감이 무척 적었다. 더구나 자신은 몸무게 때문에 크게 스트레스를 받지 않는다고 말했다. 하지만 기성복 매장에서 자신에게 맞는 사이즈를 고르기 어렵다는 고백을 할 때 그녀의 표정은 어두웠다.

서은주 씨(160cm, 75kg)가 표준 체중에 도달하려면 몸무게를 20킬로그램 이상 감량해야 한다. 그동안 다이어트를 해본 경험이 없다는 사실은 유리하게 작용할 수 있었다. 다이어트를 여러 번 반복하면서 체중의 변화가 심했던 사람일수록 체중을 감량하는 데 시간이 더 많이 걸리기 때문이다. 그녀는 반복된 다이어트로 인해 '살이 잘 찌는 체형'으로 바뀐 것이 아니었다. 그녀의 체성분 검사 결과를 보니 근육량이 있는 편이어서 체지방 위주로 감량한다면 만족스러운 결과를 얻을 수 있을 것 같았다.

서은주 씨는 다이어트 프로그램을 무척이나 잘 따랐다. 일주일에 한 번씩 어김없이 병원을 찾았고, 단 한 번도 늦지 않을 만큼 성실했다. 하지만 그녀에게는 다이어트를 방해하는 치명적인 단점이 있었다. 자신이 다이어트를 하고 있다는 것을 누구에게도 말하고 싶지 않았던 것이다.

내가 다이어트한다는 사실을 널리 퍼트려라

서은주 씨는 열심히 노력하는 것에 비해 체중이 줄어드는 속도가 더뎠다. 그도 그럴 것이 아침과 저녁 식단은 비교적 잘 지키는 편이었으나 점심이 문제였다. 서은주 씨가 다이어트 중이라는 사실을 동료들은 몰랐기 때문에 서은주 씨 혼자 식이 조절을 할 수 없었던 것이다. 그녀는 다이어트에 실패할 경우 놀림거리가 될까 두려워 숨기려고 했다. 더구나 동료들은 서은주 씨에게 요새 해쓱해진 것 같다며 먹을 걸 더 권한다는 것이었다.

이처럼 다이어트 사실을 알리지 않으면 매일 먹는 점심 식사, 친구와의 약속 그리고 회식 등에서 식이 조절을 하기 어렵다. 본인의 의지와 관계없이 기름진 음식을 많이 먹게 되고, 회식 다음 날이면 어김없이 체중이 늘어난다.

우리는 다이어트 사실을 최대한 주위 사람들에게 알려서 도움을 받는 것이 좋다고 조언했다. 그러나 다른 조언은 스펀지처럼 받아들이던 서은주 씨가 이 조언을 받아들이기까지는 한 달여 가까운 시간이 걸렸다. 그동안 그녀의 체중은 고작 3킬로그램 줄었을 뿐이다.

한참을 고민한 끝에 그녀는 앞으로 자신이 다이어트 중임을 알리고 점심 식사 때도 식이 조절을 충실히 하겠다고 말했다.

마음의 변화는 곧 체중의 변화로 이어졌다. 그녀는 점심을 다이어트에 도움이 되는 식단으로 조정하고 양도 조절했다. 또한 주위 사람들에게 공표했기 때문에 무슨 일이 있어도 체중을 감량해야 한다는 목표 의식이 더욱 강해졌다. 열심히 노력한 결과 3개월간의 프로그램이 끝날 무렵, 13킬로그램을 감량하는 데 성공할 수 있었다. 다이어트에 성공하자 서은주 씨는 다이어트 사실을 더욱 적극적으로 알렸다. 사람들이 그 비결을 궁금해하며 관심을 가질수록 다이어트에 대한 그녀의 의지가 더욱 커졌다. 주위 사람들의 시선 때문에라도 감량한 체중을 유지하기 위해 노력했고, 추가로 5킬로그램 감량에 성공했다.

혼자 결심한 일은 조금만 힘들어도 포기하기 쉽다. 설령 실패하더라도 나만 알고 있으니 큰 타격을 받을 일이 없다는 사실이 부정적으로 작용한다. 다이어트는 자신과의 싸움이다. 하지만 오롯이 혼자만의 노력으로 성공하기는 쉽지 않다. 다이어트에 성공할 수 있는 환경을 조성하려면 주위 사람들의 배려와 도움이 반드시 필요하기 때문이다.

다이어트에 성공하고 싶다면 그 사실을 가족, 친구, 직장 동료들에게 널리 알려라. 필요하다면 SNS에 자신의 굳은 결심을 적어도 좋다. 그러면 친구들이 당신을 응원할 것이고, 다이어트를 포기하지 않는 원동력이 될 것이다.

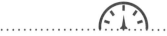

찰나의 실수를 핑계로
다이어트를 포기하지 마라

못 참는 당신을 위한 치팅 데이

다이어트를 할 때 가장 힘든 점은 무엇일까? 바로 '먹고 싶은 음식을 맘껏 먹지 못한다'는 것이다. 다이어트는 참고 또 참아내는 인내의 연속이다. 올바른 식습관에 익숙해질 때까지는 먹고 싶은 것들을 외면해야 한다. 또한 꼼짝도 하기 싫은 몸을 일으켜 세워 억지로 움직여야 한다. 다이어트는 하고 싶은 것을 참고, 하기 싫은 것을 해야 하는 자신과의 싸움이다. 다이어트를 하는 동안에는 매 순간 끝없는 유혹을 이겨내야 한다. 하루에 한두 번은 유혹의 순간이 찾아오게 마련이다. 신이 아닌 한 그러한 유혹에 넘어가는 것도 자연스러운 일이다.

그러나 어쩌다 한 번이라도 좋지 않은 음식을 양껏 먹는 것은 결코 좋은 습관이 아니다. 그 순간의 식욕을 참지 못하고 한도 이상으로 음식을 흡입하기 때문이다. 차라리 일주일에 단 한 번 나만의 '치팅 데이cheating day'를 갖는 것이 좋다. '치팅 데이'를 가짐으로써 마음을 안정시킬 수 있고, 다른 날의 다이어트에 집중할 수 있다.

나에게 주는 선물

'스페셜 데이special day'라고도 불리는 '치팅 데이'는 일주일 동안 다이어트를 하느라 힘들었던 나에게 주는 선물이다. 치팅 데이의 핵심은 바로 일정한 날과 시간을 정해 놓는 것이다. 예를 들어 토요일 저녁 혹은 일요일 점심 등 일주일에 딱 한 번 내가 정한 시간에만 마음껏 먹을 수 있다. 치팅 데이는 최소 주기가 일주일이고, 경우에 따라 10일에 한 번으로 정해도 무방하다. 10일에 한 번이라면 1일, 11일, 21일로 지정하면 기억하기 쉽다.

치팅 데이 당일에 생각보다 음식이 당기지 않는다면 그날의 치팅은 넘어가도록 하자. 왜냐하면 억지로 먹으면 맛있지도 않을뿐더러 오히려 죄책감과 후회만 더할 뿐이기 때문이다. 또한 한 번 건너뛰었다고 해서 나중에 아무 날이나 정해 보충하는 것도 좋지 않다. 자신의 생일이나 가족 행사 등이 있다면 상황에 따라 유연하게 치팅 데이를 조절할 수도 있다. 하지만 순간적인 식욕에 못 이겨 치팅 데이를 앞당기거나 미루는 것은 좋지 않다. 자칫 폭식으로 이어질 가능성이 크기 때문이다. 따라서 치팅 데이는 정해진 요일과 시간을 정확하게 지키는 것이 가장 좋다.

술자리를 피하라

치팅 데이를 가짐으로써 다른 날 맛있는 음식에 대한 유혹에서 벗어날 수 있다. 적어도 맛있는 음식에 대한 유혹을 기약 없이 참지 않아도 된다는 사실이 안도감을 준다. 치팅 데이에 먹고 싶은 것을 실컷 먹을 수 있다는 기대감으로 오늘의 유혹을 충분히 참을 수 있는 것이다.

다이어트 기간에는 부정기적인 술자리나 모임도 피하는 것이 좋다. 사람들을 만나다 보면 치팅 데이가 무너지기 쉽다. 어제 치팅 데이를 가졌는데 오늘 친구들과 모임을 갖는다면 이틀 연속 식이 조절을 하지 못한다. 다이어트 기간에는 철저하게 내 스케줄에 따라 움직여야 한다. 어쩔 수 없는 회식이나 모임에서는 최대한 적게 먹거나 최대한 좋은 것을 먹어라. 다이어트 기간에 저녁 식사로 가장 좋은 메뉴는 회이고, 그다음으로 닭가슴살이나 과일과 채소가 들어간 샐러드가 좋다.

정해진 식단으로 식사를 한 다음 회식 자리에 참석하는 것도 하나의 방법이다. 허기진 상태에서 맛있고 자극적인 음식을 보면 식욕을 더욱 참을 수 없기 때문이다. 저녁 모임은 대부분 고칼로리 음식을 먹게 마련이다. 그런 음식들은 아예 먹지 않는 것이 낫다. 물을 많이 마시면서 음식보다는 사람에 집중한다.

모임 날짜를 치팅 데이로 잡는 것도 하나의 방법이지만 썩 권하지 않는다. 치팅 데이에 친구들을 만나면 본래 예상했던 양보다 더 많이 먹기 십상이다. 치팅 데이는 평소 먹고 싶었던 음식을 조금 더 먹는 것이지, 양껏 먹는 것이 아니다. 치팅 데이를 제대로 활용하여 작심삼일로 그치는 것이 아니라 롱런할 수 있는 다이어트를 하자.

이번에는 살살, 다음에는 열심히?

훤칠한 키에 서글서글한 외모, 여자들이 딱 좋아할 만한 체격까지 갖춘 배우 김민진 씨. 그에게도 감추고 싶은 흑역사가 있었으니 바로 100킬로그램이 넘는 체중을 자랑하던 학창 시절의 사진이다. 군 입대를 위한 신체검사에서도 낮은 등급을 받았을 정도였다고 하니 얼마나 과체중이었는지 짐작할 만하다. 그러나 배우 김민진 씨의 학창 시절 모습을 기억하고 있는 사람은 많지 않다. 왜냐하면 김민진 씨는 지금 그때와 전혀 다른 평균 이상의 우월한 몸매를 꾸준히 유지하고 있기 때문이다. 도대체 그 비결이 무엇일까?

오늘까지만 굶어라

밤 9시, 오늘 당신이 먹은 거라고는 오후 5시 30분쯤 억지로 욱여넣은 샐러드 외에 아무것도 없다. 배 속에서는 당신이 저녁에 먹은 것은 식사가 아니라 애피타이저라며 아우성을 친다. 이때쯤 가장 좋아하는 치킨이 간절하다. 배고픔을 잊어보고자 소파에 드러누워 텔레비전을 켠다. 때마침 나오는 것은 치킨 광고, 간신히 잡고 있던 이성의 고삐가 풀리는 순간이다. 우사인 볼트보다 빠르게 전화기를 집어 치킨집 번호를 누르고 외친다. "여기 월드컵로 13길 8인데요……." 잠시 후 당신은 양념 소스가 듬뿍 묻은 닭다리를 들고 생각한다. '아, 내일부터는 정말 먹지 말아야지.' 누구나 밤만 되면 기름지고 자극적인 음식을 먹고 싶은 욕구를 참기 어려운 법이다. 항상 '오늘까지만!'이라는 악마의 속삭임에 여지없이 무너지고 만다.

배우 김민진 씨의 비결은 남들과 다른 그의 마음가짐에 있었다. 한 매체와의 인터뷰에서 다이어트 방법에 대해 묻자 김민진 씨는 인상적인 대답을 했다. "이따금 먹어서는 안 되는 음식이 너무 먹고 싶어질 때가 있어요. 저도 처음에는 먹고 다음 날 굶기를 반복했죠. 하지만 썩 효과적이지 않았어요. 그래서 생각을 바꿨습니다. 오늘까지만 굶고 내일부터 먹고 싶은 것 왕창 먹겠노라고. 다음 날 오늘의 허기를 보상받을 생각으로 이를 악물고 참았습니다. 그러고는 다음 날 전날 몫까지 왕창 먹었냐고요? 아니요. 막상 다음 날이 되니 그다지 당기지 않더라고요."

오늘 야식을 내일로 미루자

'참아라, 오늘이 마지막 날인 것처럼.' 다이어트 기간 동안 찾아오는 허기를, 먹고 싶은 그 순간을 참아야 한다. 내일 실컷 먹자는 생각으로 오늘 참자. 그렇게 한 번 참고 나면 다음 날 생각만큼 먹고 싶지 않다. 그리고 유혹을 이겨냈다는 뿌듯함이 다이어트를 더 열심히 하게 하는 원동력이 된다. 반대로 순간의 유혹을 이기지 못하고 고칼로리 음식을 먹는 경우 자책감 때문에 생각보다 맛있게 먹지도 못한다. 더구나 아침에 더부룩한 상태로 일어나면 기분이 말할 수 없이 불쾌하다. 한 번씩 욕구를 참지 못해 먹고 나면 어렵게 지켜왔던 것이 무너졌다는 허탈감에 아예 다이어트를 포기해버릴 수도 있다. 그 순간을 참느냐, 못 참느냐, 이것이 다이어트의 성공과 실패를 가른다.

운동을 할 때도 마찬가지다. 러닝머신 속도를 조절할 때, 몇 킬로그램짜리 바벨을 들지 결정할 때, 우리는 잠시 고민한다. '오늘은 적당히 하고, 내일 2배 더 열심히 해야겠다.' 그러나 운동은 하루 목표량을 채워야 효과를 발휘한다. 오늘 러닝머신에서 평소보다 일찍 내려오며 내일을 기약할 수 없다. 평소보다 열심히 운동 목표량을 채우면 뿌듯한 마음에 내일 헬스장으로 향하는 발걸음이 가벼워진다. 물론 한 번 예외를 둔다고 해서 몸이 무너지는 것은 아니다. 그러나 한 번의 예외가 처음의 결심을 무너뜨린다. 적당히 하고 싶은 마음이 솟구치고, 오늘은 건너뛰고 싶은 생각이 들 때 이렇게 다짐해보자. '일단 오늘은 열심히 하고, 내일은 집에서 푹 쉬자.'

내일부터 열심히 하겠다는 생각은 버려라. 오늘 이 순간 최선을 다하고 휴식과 보상을 내일로 미루자. 내일 되어서도 여전히 그 음식이 당긴다면 먹자. 대신 흡수율이 떨어지고 체내 지방으로 전환될 확률이 적은 시간대에 마음껏 먹자. 어차피 어제 먹었을 음식이니 괜찮다. 참았던 음식을 매일 연달아 먹는 경우는 극히 드물다. 다섯 번 정도 먹을 야식을 두 번 정도 다음 날 끼니로 해결하는 것이 다이어트에는 훨씬 유리하다.

운동도 마찬가지다. 오늘 열심히 하지 않으면 내일도 열심히 하지 않을 확률이 크다. 그다음 날 역시 건너뛸 가능성이 크다. 식이 조절이든 운동이든 무조건 오늘 열심히 하고 내일 쉬자는 생각으로 임하자. '오늘은 적당히, 내일은 열심히'가 아니라 '오늘은 열심히, 내일은 적당히'로 바꾸자.

비만이 초래하는
무서운 질병

비만에 관대하지 않은 사회

2018년 현재 우리나라 사회는 절대 비만에 관대하지 않다. 세계 보건기구^{WHO}가 비만을 질병으로 정의했을 때부터, OECD가 우리나라에 비만세를 권고했을 때부터 이미 비만을 심각한 사회문제로 인식하기 시작했다. 비만에 대한 사회적 비용은 2006년 4조 8천억 원에서 2015년 9조 2천억 원으로 10년 사이 2배 가까이 증가했다. 우리나라의 고도비만 인구도 2015년 5.3퍼센트에서 2030년 9퍼센트로 2배 가까이 증가할 것으로 예상되고 있다.

특히 심각한 것은 아동·청소년의 비만율이 OECD 국가 중에서도 높은 편이라는 점이다. 아동·청소년기의 비만은 성인 비만, 특히 고도비만으로 이어질 가능성이 크기 때문에 중요한 지표가 되는 수치다. 비만은 고지혈증, 혈압, 심혈관계 질환뿐 아니라 현대인의 사망률 1위인 암의 대표적인 원인으로 꼽는다. 따라서 비만을 제대로 잡지 않으면 비만으로 인한 사회적 비용과 문제는 기하급수적, 천문학적으로 증가하게 될 것이다.

비만과의 전쟁

우리나라 정부는 이른바 '비만과의 전쟁'을 선포했다. 성인 3명 가운데 1명은 비만이고, 심지어 남성의 비만율은 40퍼센트를 웃돈다. 우리 사회가 비만에 관대하지 않은 것은 어쩌면 당연한 일이다. 비만을 해결하기 위한 조치 중 하나로 2018년 11월부터 고도비만에 대한 위밴드 수술 등 물리적 수술 3가지가 건강보험 적용을 받는다. 또한 무분별한 먹방을 규제하고, 2019년부터는 당류 및 과일·채소 등 가공식품에 대한 영양 표시가 의무화된다. 소아 비만을 방지하기 위한 정책도 마련 중이다. 2020년까지 유치원이나 어린이집의 야외 신체 활동을 대폭 늘리는가 하면 바른 식생활 교육이 강화된다. 현재 정부는 비만을 결코 가볍게 생각하지 않고 해결해야 할 문제로 인식하고 있다.

그렇다면 비만이 초래하는 질병에는 어떤 것이 있을까? 요즘 현대인들을 괴롭히는 것은 결핵, 콜레라, 매독 등 어느 날 갑자기 발생하는 전염성 질환이 아니다. 고혈압, 당뇨, 이상지질혈증 같은 '만성 습관병'이 문제가 되는 경우가 많다. 이런 질병은 한번 발병하면 완치가 어려워 평생 약으로 조절해야 한다. 또한 고혈압, 당뇨, 고지혈증을 제대로 관리하지 않으면 심장 질환, 뇌졸중 등 생명을 위태롭게 하는 질병으로 발전하기 쉽다.

질병과의 전쟁

혈압, 혈당 그리고 콜레스테롤을 높이는 첫 번째 원인이 바로 비만이다. 따라서 당뇨, 고혈압, 이상지질혈증을 가진 사람들 중에 비만인 경우가 많다. 이러한 이유로 당뇨, 고혈압, 이상지질혈증은 각각 발병하기보다 한 사람에게 동시다발적으로 나타나기 쉽다. 과다하게 축적된 지방은 염증을 유발하는 물질을 분비해서 온몸을 만성 염증 상태로 만든다. 결국 비만이 원인이 되어 당뇨와 이상지질혈증이 생기고, 이것이 중풍, 협심증 등으로 발전하여 심각한 결과를 초래하는 것이다. 따라서 이러한 질병을 예방하는 방법 중에 하나가 바로 비만을 퇴치하는 것이다. 누구도 뇌졸중으로 중환자실에 누워 있고 싶지는 않을 것이다.

이외에도 비만이 야기하는 질환은 무궁무진하다. 비만은 혈관을 노화시키며 통풍과 담석을 야기한다. 조금만 움직여도 숨이 차기 쉽고 허리 통증과 무릎 통증까지 유발한다. 스트레스와 우울감, 이유 모를 피로감 역시 비만인 사람들이 흔히 겪는 증상이다. 더구나 비만 자체로도 사망률이 높다. 30~95세 한국인들을 대상으로 한 코호트 연구(특정 요인에 대한 집단을 추적하여 질병 발생 관계를 조사하는 연구)에서 사망 위험이 가장 낮은 체질량지수는 23.0~24.9였다. 가장 큰 사망 원인으로 손꼽히는 흡연보다 체질량지수 단일 인자와 사망률의 연관성이 훨씬 높았다. 비만은 소리 없는 살인자가 되어 당신의 목을 죄어올지도 모른다.

단지 아름다운 외모만을 위해 다이어트를 해야 한다고 생각하는 것은 잘못이다. 다이어트는 아름다움을 위한 첫걸음이자 건강한 몸을 위한 치료 과정이다. 다이어트의 목적은 완치가 아니다. 당뇨와 고지혈증처럼 평생 관리해야 하는 만성습관병이다. 하지만 체지방을 조절하기 위해 규칙적으로 약을 복용할 필요는 없다. 모든 행동과 먹는 음식 그리고 생활 습관이 약을 대신할 수 있다.

건강한 생활 습관이 자리 잡는 순간 비로소 다이어트가 종결된다. 물론 몸에 대한 경각심을 늦추지 않아야 한다. 긴장의 끈을 놓는 순간 원래 체중으로 돌아가 각종 질병의 위험에 노출될 수 있다. 따라서 더 이상 비만을 안일하게 생각할 수 없다. 살이 찔수록 우리의 몸은 질병의 위험에 노출되기 때문이다. 건강한 몸을 위해서는 자신에게 더더욱 엄격한 기준을 적용해야 한다. 자신에게 관대하면 결코 건강한 몸을 유지할 수 없다.

고혈압, 침묵의 살인자

아무리 건강에 관심 없는 사람도 정상적인 혈압 수치가 '120/80mmHg'이라는 것쯤은 알고 있을 것이다. 이 수치보다 높으면 덜컥 겁이 나면서 혈압약을 복용해야 하나 고민한다. 이처럼 많은 사람들이 혈압이 높아지는 것을 걱정하고 두려워한다. 하지만 고혈압이 얼마나 생명에 치명적일 수 있는지를 모르는 사람들이 많다.

고혈압은 우선 비만과 매우 관련이 높다. 혈압을 높이는 대표적인 요인 중 하나가 바로 과도하게 축적된 체지방이기 때문이다. 2018년 전 세계 사망 원인에 대한 통계를 살펴보면 1위는 암, 2위는 심장 질환, 3위는 뇌혈관 질환이다. 암, 심장, 뇌혈관 질환은 모두 고혈압, 그리고 비만과 밀접한 관련이 있다.

악순환의 고리를 끊자

비만 환자 중 대부분은 고혈압인 경우가 많다. 비만 환자 10명 중 6~7명꼴로 고혈압 진단을 받는다. 실제로 병원에 내원하는 많은 비만 환자들이 높은 혈압으로 이미 혈압약을 복용 중인 경우가 많다. 고혈압은 보통 자각증상이 많지 않아 진단받기 전까지는 본인이 혈압이 높은지 인지하지 못하는 경우가 많다.

자각증상이 없다고 해서 위험하지 않은 것은 아니다. 고혈압의 1차적인 증상으로는 두통, 뒷목 뻐근함, 어지럼증이 있지만, 높은 혈압으로 인해 2차적으로 발생하는 질환 중 생명에 위협이 되는 병들이 많다. 과도한 혈압은 특히 뇌혈관, 심혈관에 치명적인데, 이러한 질환은 사망으로 이어질 확률도 높이지만 낫는다 하더라도 편마비, 언어장애 등 후유증을 안고 살아갈 확률이 높다.

건강하고 오래 살기 위하여 신경 써야 할 것 중 하나가 바로 혈압이다. 체중이 많이 나가는 사람은 대부분 고혈압이 있다. 아직 고혈압이 아니더라도 체중이 평균 이상이라면 향후 5년 내 고혈압이 올

가능성이 무척 높다. 이 경우 역시 살부터 빼야 한다. 고혈압약을 복용하면 혈압은 조절되지만 혈압을 높인 원인을 제거하지 않으면 임시방편에 불과하다.

치료보다 예방, 다이어트가 중요하다

생명을 위협할 수 있는 질병들은 치료보다 예방이 더욱 중요하다. 비만을 잡아야 고혈압을 잡고, 고혈압을 잡아야 혈관 질환을 피할 수 있다. 물론 마른 사람들 중에도 고혈압을 가진 경우가 있다. 하지만 앞서 말했듯 비만일수록 고혈압에 걸릴 확률이 큰 것은 사실이다. 따라서 고혈압이 있는 비만인은 살을 빼면 혈압이 정상으로 돌아온다. 즉, 고혈압약을 평생 먹지 않으려면 살을 빼는 것이 좋다.

비만인 사람의 심장은 몸으로 혈액을 전달하기 위해 체중이 정상인 사람들의 심장보다 훨씬 더 무리를 하게 되고, 그러다 보면 자연히 혈압이 높아진다. 그리고 체지방은 혈액 속으로 녹아들어 동맥경화를 일으킬 가능성도 매우 높다. 이 모든 악순환의 고리를 끊어내는 방법은 체중을 감량하는 것이다.

암, 당신이 가장 두려워하는 병

2018년을 살아가는 한국인의 사망 원인 1위는 여전히 '암'이다. 남자는 4명 중 1명, 여자는 5명 중 1명이 암에 걸린다고 한다. 평생에 걸쳐 암에 걸릴 확률이 1/4~1/5이라는 것인데, 결코 적은 확률이 아니다. 내가 암에 걸리지 않더라도 가족 중 한 명이 암에 걸릴 확률은 더 높다. 우리는 암과 공존하는 시대를 살아가고 있다고 해도 과언이 아니다. 지금까지 무사히 암을 피해 갔다고 해서 앞으로 암에 걸릴 확률이 적은 것도 아니다. 왜냐하면 암은 나이가 들수록 발병률이 높은 질환이기 때문이다. 60대 이후가 되면 5명 중 2명이 암에 걸린다고 하니, 우리와 먼 이야기가 아니다. 암을 정복하는 것은 현 인류의 중요한 과제이자 반드시 이루어야 할 목표이다.

그러나 현재 우리가 할 수 있는 일은 암을 치료하는 것보다 암을 예방하는 것이다. 암에 걸리지 않기 위해 우리는 어떻게 해야 할까? 암은 다양한 원인이 복합적으로 작용하여 생기는 것으로 한 가지를 특정할 수 없다. 하지만 암을 일으키는 중요한 원인 중 하나가 비만인 것은 확실하게 밝혀진 사실이다.

비만이 암을 부른다

살이 찌면 암에 걸릴 확률이 높다. 고도비만은 아니더라도 어느 정도 살이 찐 사람이 체력적으로 더 좋지 않을까 하는 생각은 잘못이다. 필요 이상의 체지방이 체내에 쌓이는 것은 무조건 건강에 좋지 않다.

한 사람이 비만에 이르기까지의 과정도 암에 영향을 미친다. 살이 찌기까지 섭취한 음식물, 정크푸드, 육류와 각종 가공 식품 등이 비만과 별도로 암을 일으키는 원인이 된다. 비만인 사람들은 좋지 않은 음식들을 접했을 가능성이 크기 때문이다. 이러한 음식 자체도 암을 유발하고, 음식으로 인해 체중이 늘어나면 암 발생률이 높아진다.

비만이 미치는 악영향은 여기서 끝나지 않는다. 살이 찌면서 신체 활동량도 같이 줄어드는 것도 문제다. 자연히 체내 순환 대사가 떨어지고, 비정상적인 조직, 즉 암을 처리하는 능력이 떨어지면 암 발생률이 높아진다.

다이어트, 건강을 위한 첫걸음

그렇다면 비만은 어떤 암과 연관이 높을까? 세계보건기구 산하의 국제암연구소에서는 유방암, 자궁암, 대장암, 신장암, 식도암의 30퍼센트가 지나치게 늘어난 체중과 운동 부족이 원인이라고 발표했다. 이 밖에 전립선암, 간암, 갑상선 유두암 등도 비만과 밀접한 관련이 있는 것으로 밝혀졌다. 대한비만학회는 비만인 사람은 정상 체중인 사람에 비해 전립선암에 걸릴 위험이 1.9배, 담도암과 갑상선암에 걸릴 확률이 2.2배, 대장암은 1.9배, 간암은 1.6배 정도 높다고 발표했다. 또한 고도비만은 정상 체중인 사람에 비해 암 발생률이 무려 26퍼센트 이상 높다고 한다. 단순히 살만 쪄도 건강이 나빠질 확률이 이렇게 높다. 더구나 암을 유발한다면 비만은 목숨에 치명적이라고 할 수 있지 않은가.

비만은 단순히 미용상의 문제가 아니다. 그 어떤 질환보다도 '생명'과 '건강'에 직결되는 '질병'이다. 비만을 그저 게으름의 결과로만 치부하고 적절한 조치를 취하지 않는다면 나중에는 더 큰 질병으로 부메랑이 되어서 돌아올 수 있으니 항상 주의해야 한다. 살이 찐 것 자체보다는 비만으로 생길 수 있는 여러 가지 질환에 대한 위험성을 정확하게 인지해야 한다.

필요 이상의 체지방이 건강을 심각하게 해친다는 사실을 명심하고, 항상 적절한 체지방을 유지하기 위해 노력해야 한다. 다이어트는 더 이상 아름다움만을 목적으로 하는 것이 아니다. 다이어트는 건강을 위한 한 걸음이다. 살을 빼면 남은 인생 동안 우리의 생명을 위협하는 암에 걸릴 확률이 현저하게 줄어든다.

난임, 살부터 빼세요

피임을 하지 않고 정상적인 부부관계를 유지하는데도 1년 이상 아이가 생기지 않는 것을 난임이라고 한다. 하지만 난임은 임신하기가 어렵다는 것이지 불가능하다는 뜻은 아니다. 부부가 합심하여 노력하면 얼마든지 결실을 거둘 수 있다. 여기서 중요한 포인트는 '노력'이다. 그렇다면 난임을 해결하기 위해 어떤 노력을 할 수 있을까.

"1년 넘게 노력했는데도 임신이 안 돼요. 산부인과에서 이런저런 검사를 해봤지만 특별한 문제는 없다고 하고요. 정말 어떻게 해야 할지 모르겠네요." 한의원을 찾아온 이현정 씨 부부는 앉자마자 하소연을 늘어놓았다. 남편의 정액 검사에서도 별다른 문제가 없을뿐더러 아내도 특기할 만한 산부인과적 문제가 없었다. 하지만 두 사람이 미처 생각하지 못한 문제가 하나 있었다. 아내의 BMI가 31로 상당히 비만이라는 점이었다. 비만도 난임의 충분한 원인이 될 수 있다. 이현정 씨 부부의 경우 다이어트를 하면 난임을 해결하는 데 도움이 될 수 있다.

비만과 생식 기능

요즘은 난임 때문에 고민하는 부부들이 심심치 않게 병원을 찾는다. 늦은 결혼과 임신도 난임의 원인 중 하나이겠지만, 비만도 중요한 원인에 속한다. 실제로 병원을 찾은 부부 중에 다이어트를 권해야 할 만큼 비만인 경우가 많다. 비만인 여성의 경우 생리 주기가 불규칙하거나 1년에 생리를 몇 번밖에 하지 않는 등 생식 기능이 좋지 않은 경우가 많다.

이처럼 비만과 생식 기능은 떼려야 뗄 수 없는 매우 밀접한 관련이 있다. 지방은 호르몬을 구성하는 원료인데, 체지방이 지나치게 많을 경우 체내 성호르몬의 불균형을 유발한다. 이때 성호르몬에 매개된 여러 대사 작용에 문제가 생기는 것이다. 예를 들어 비만이 원인이 되는 대표적인 질환 중 하나가 바로 다낭성 난소증후군이다. 다낭성 난소증후군은 무월경, 배란 장애, 난임 등으로 이어진다. 비만으로 발생한 질환은 자궁이나 난소를 치료한다고 해결되지 않는다. 이런 사람들은 우선 살부터 빼야 한다.

임신하기 전에 다이어트를 하라

비만인 여성들은 탄수화물, 단백질, 지방 등의 과도한 축적으로 인해 인슐린 저항성이 심해져서 호르몬의 균형이 완전히 깨져버린다. 이것은 여성호르몬의 증가뿐 아니라 남성호르몬 역시 증가시켜 '고高안드로겐혈증'을 유발한다. 뿐만 아니라 난소에서 스테로이드 합성 이상으로 인해 무배란증이 나타날 확률도 높아진다. 비만인 여성들은 생리 주기 자체가 불규칙하여 보통보다 길어지기 때문에 난자 배출 또한 드문드문 나타난다. 1년에 열두 번 난자가 배출되는 것과, 1년에 3~4번 배출되는 것 중에 어느 쪽이 수정 확률이 높겠는가.

또한 비만인 여자의 자궁은 일단 임신하기 좋은 환경, 즉 태아가 수태되어 자라기 좋은 환경이 아니다. 다낭성 난소증후군 등으로 안정적 착상이 어려운 경우도 있고, 습담濕痰으로 가득 차 생명의 씨앗이 자라기에 턱없이 부적절한 경우도 많다.

비만인 여자뿐만 아니라 비만인 남자 또한 난임의 원인이 된다. 남성의 경우 난임의 원인으로 보통 정액 속에 정자 수가 부족하거나, 정자의 운동성이 떨어지거나, 정자가 기형이거나, 정자가 이동하는 통로가 막혀 있거나 성기능 장애를 떠올린다. 하지만 비만도 남성 불임의 주요 원인 중 하나이다. 살이 찌면 성호르몬의 균형이 깨져 여성호르몬이 상대적으로 증가하고, 이것은 정자 수 감소나 생산 중단 혹은 정자 기형까지 유발한다. 또한 체지방의 증가는 성욕 감퇴나 성기능 장애를 유발하고, 음경 부위에 지방이 축적되어 발기부전을 일으키기도 한다. 더구나 몸이 뚱뚱해지면 이런 원인들 때문에 성관계를 피하게 된다.

여자든 남자든 아이를 가지려면 호르몬 불균형을 정상으로 돌리는 것이 무엇보다 중요하다. 호르몬의 균형이 깨지면 에스트로겐이 더 많이 분비됨으로써 수분이 정체되어 살이 더 잘 찌고, 잘 빠지지 않는다. 프로게스테론과 에스트로겐의 균형을 맞추기 위해서는 호르몬의 불균형을 유발하는 원인을 제거하는 것이 가장 중요하다. 즉, 체지방 위주로 감량하는 다이어트를 진행해야 한다. 살을 빼면 호르몬의 균형을 맞춤으로써 난임을 해결하는 데 도움이 된다. 이러한 선순환을 시작하는 첫걸음이 바로 다이어트다.

당뇨·고지혈증, 평생 약 먹는 대사증후군

한의학에서는 당뇨병을 '소갈'증이라고 하여 신이 허하고 냉해지면 음식을 짜내지 못하여 곡기의 단맛이 그대로 오줌에 섞여 소변이 달다고 풀이했다. 《세종실록》에 따르면 세종대왕이 소갈증을 앓았으며, 말년에는 거의 앞이 보이지 않을 정도로 시력이 나빠졌고, 옆구리 쪽 종창도 심해 낫지 않았다고 한다. 그 당시에는 세종이 앓고 있던 병이 무엇인지 몰랐을 수도 있겠지만, 사실 세종은 심각한 당뇨병 후유증을 앓고 있었음을 짐작할 수 있다. 조선 시대의 위대한 왕을 죽음에 이르게 할 정도로 다스리기 어려웠던 당뇨병은 지금도 여전히 완치할 수 없는 무서운 질병이다.

당뇨병, 평생 약 먹느니 살을 빼자

특히 당뇨는 비만과 밀접한 관련이 있다. 당뇨병은 유전성 질환으로, 살이 찐다고 해서 모두 당뇨병에 걸리는 것은 아니지만 비만인 사람이 당뇨병에 걸릴 확률이 높은 것은 사실이다. 인슐린 비의존성의 제2형 당뇨병은 비만과 연관이 있다는 것이 주도적인 견해이다. 실제로 인슐린 비의존성 당뇨병을 가진 환자를 역추적한 결과 과거에 비만이었던 경우가 60~80퍼센트라는 연구 결과도 있다.

비만으로 당뇨가 생기는 경우 역시나 인슐린 때문이다. 인슐린은 혈액 속의 포도당을 세포로 운반하여 혈당을 조절하는 역할을 한다. 비만인 사람들은 인슐린이 충분히 분비되지만 혈당을 조절하는 제 기능을 하지 못한다. 혈중에 인슐린이 충분히 있어도 포도당이 사용되지 못하고 지방으로 전환되어 축적되는 것을 '인슐린 저항성'이라고 한다. 인슐린 저항성은 유전이나 약물, 노화 등으로도 생기지만 가장 큰 원인은 역시 비만이다. 이러한 인슐린 저항성이 생겨도 췌장에서 더 많은 양의 인슐린을 분비하면 당뇨병은 생기지 않는다. 하지만 일정한 한계를 넘어가면 췌장도 인슐린을 충분히 분비하지 못한다. 그렇게 되면 혈중 포도당 농도가 평균 이상으로 높아져서 혈당이 제대로 조절되지 않는 당뇨병이 나타나는 것이다. 더구나 제2형 당뇨병의 경우 췌장에 대한 과다한 부담으로 인하여 췌장암 발생 위험 또한 1.8배 높아진다.

혈중 포도당의 양을 일정하게 조절하는 인슐린 주사로는 악순환의 고리를 끊을 수 없다. 당뇨의 원인은 체내에 인슐린 저항성이 생겨 제 역할을 못하는 것이기 때문이다. 단순하게 혈당만 조절하면 된다고 생각하면 오산이다. 혈당 조절을 방해하는 '인슐린 저항성'을 해결하는 것이 가장 근본적이고 올바른 해결 방법이다. 인슐린 저항성으로 인하여 당뇨병뿐 아니라 고혈압, 고지혈증, 동맥경화증 등 복합적인 질환이 생긴다. 또한 이러한 질환은 자칫 치명적인 질병으로 발전할 가능성이 높다. 이른바 '대사증후군'이라고 불리는 이러한 질환들은 증상을 조절하는 것도 중요하지만 원인을 뿌리 뽑아야 한다.

화재 발생으로 사이렌이 울리는데, 이 사이렌이 울리지 않게 전기선을 끊어놓는다고 해서 문제가 해결되는 것은 아니다. 이러한 증상의 원인을 거슬러 올라가다 보면 맨 위에 비만이 있다. 다시 말해 악순환의 고리를 끊는 방법이 바로 살을 빼는 것이다.

복부비만을 잡자

인슐린 저항성을 해결하기 위해서는 가장 먼저 올바른 식습관을 통해 잘못된 체내 신호체계를 바로잡고 체지방을 감량하는 것이다. 그중 인슐린 저항성을 일으키는 주원인 중 하나인 복부비만을 잡는 것이 가장 중요하다. 복부의 가장 튀어나온 부분을 줄자로 쟀을 때 남자는 90센티미터, 여자는 80센티미터 이상이면 복부비만이다.

복부 지방을 줄이기 위해서는 특히 식이 조절이 중요하다. 술은 복부에 내장지방이 쌓이게 하는 중요한 요인인 만큼 금주를 하고, 혈당을 조절하는 데 좋은 음식을 먹는 것도 큰 도움이 된다. 당뇨에 좋은 음식은 양파, 호박, 우엉, 시금치, 현미 등 칼로리가 낮고 섬유질이 풍부한 채소들이다. 그중 양파와 호박은 혈당을 내리는 효과가 아주 뛰어난 것으로 알려져 있다.

적절한 운동도 복부 지방을 줄이는 데 도움이 된다. 30분 정도 유산소 운동을 꾸준히 하면 인슐린 저항성을 줄이고 혈액순환을 촉진하는 데 좋다. 하지만 당뇨병 환자는 운동을 할 때 특히 더 신경 써야 한다. 무리한 운동으로 고혈당이나 저혈당을 오가면 위험할 수 있기 때문이다. 운동을 시작하기 전과 운동이 끝나고 15분 후에 혈당을 측정하여 확인하는 것이 좋다. 혈당이 너무 높으면 운동을 중단하고, 혈당이 지나치게 낮으면 휴식을 취하며 당분을 섭취하는 것이 도움이 된다. 고강도의 운동은 당뇨병 환자에게 되레 독이 된다.

대사증후군은 평생 약을 먹는다고 안심할 수 있는 질환이 아니다. 몸에 좋은 것 10가지를 하는 것보다 나쁜 것 한 가지를 하지 않는 것이 더 좋다. 식이 조절에 신경 쓰다 보면 자연스럽게 살이 빠지고, 그렇게 해서 인슐린 저항성이 해소되면 대사증후군이 개선될 것이다.

허리 · 무릎이 버티기 힘든 내 몸무게

허리, 무릎, 발목 등이 아픈 이유는 디스크, 퇴행성 변화, 약해진 인대 등 다양하다. 하지만 이러한 것들 외에 관절을 혹사하는 중요한 원인이 있다. 바로 '체중'이다. 체중이 1킬로그램 증가하면 무릎 관절의 부담은 4배 더 증가한다는 연구 결과가 있다. 허리나 무릎이 아파서 병원을 찾는 사람들 중에 비만이 원인인 경우가 의외로 많다. 이런 사람들은 살을 빼면 통증을 상당 부분 줄일 수 있다.

우리 몸의 근육과 인대는 생각만큼 체중의 변화에 민감하지 않다. 그러나 과체중 상태로 오랜 기간이 지나면 관절에 무리가 갈 수밖에 없다. 타고난 근육과 인대의 양은 사람마다 정해져 있다. 체중이 늘어난다면 제아무리 튼튼한 근육과 인대를 가졌더라도 문제가 생길 수밖에 없다. 이러한 증상은 단기간에 살이 찐 사람에게 더 많이 나타난다. 장기간에 걸쳐 살이 찌면 그에 따라 근육도 두꺼워지고 인대도 더 발달한다. 어릴 때부터 비만인 사람의 골격근량이 높게 나타나는 것은 운동을 많이 했기 때문이 아니다.

살이 찐 상태에서는 일상적인 활동이 마치 모래주머니를 매달고 움직이는 것과 같기 때문에 자연스럽게 골격근이 발달한다. 소아 때부터 비만이었던 사람의 골격근량은 표준 이상인 경우가 많다. 그에 반해 성인이 되어서 체중이 불어난 사람들은 체중에 비해 근육량이 턱없이 부족한 경우가 많다. 체중에 비해 과도하게 적은 근육량은 문제를 야기한다.

허리, 무릎, 발목 관절에 문제가 생기면 통증 때문에 활동량이 줄어들게 마련이다. 조금만 움직여도 숨이 차고 통증이 동반되기 때문이다. 활동량이 줄어들면 당연히 체중 증가로 이어진다. 늘어난 체중 때문에 관절에 문제가 생기고, 그로 인해 체중이 더 늘어나는 딜레마에 빠지게 되는 것이다. 이러한 악순환의 고리를 끊기 위해서는 무조건 체중부터 줄여야 한다. 근본 원인을 없애지 않으면 아무리 일시적으로 통증이 줄어든다 해도 재발할 수밖에 없다.

하지만 다이어트를 한답시고 섣부르게 관절을 혹사하는 운동을 하는 것은 금물이다. 체중이 급격히 늘어난 고도비만인 경우는 운동을 조심해야 한다. 근육과 인대가 체중을 받쳐주는 힘이 미비한 상태에서 억지로 운동을 하면 오히려 살은 빠지지 않고 통증만 더 악화되기 때문이다.

살을 빼는 것은 80퍼센트가 식이 조절이고, 20퍼센트가 운동이다. 특히 최근에 지나치게 체중이 증가했다면 무리한 운동을 삼가고 식이 조절에 전념해야 한다. 그것이 관절 건강을 위한 길이다. 운동은 관절에 무리가 되지 않을 정도의 몸무게에 진입했을 때 시작해도 늦지 않다.

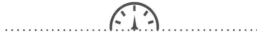

사람에 따라
달라지는 다이어트

출산보다 힘든 산후 다이어트

여성의 몸이 일생 동안 가장 급격하게 바뀌는 시기가 세 번 있다. 첫째 초경을 시작할 때다. 첫 월경을 시작으로 여자는 생명을 품을 수 있는 몸으로 변화한다. 더불어 정신적으로나 신체적으로 성숙해 가는 시기다.

둘째로는 임신과 출산을 겪는 시기이다. 이때는 월경을 시작할 때보다 더욱 급격한 변화를 겪는다. 임신을 하면 여자의 몸은 아이를 낳고 키울 수 있는 환경을 갖추게 된다. 이때 엄마의 몸은 아이가 편안하게 지낼 수 있는 양수와 충분한 영양분을 공급할 준비를 한다. 배는 폐, 방광 등 각종 장기를 압박할 정도로 부풀어 오르고, 이 과정에서 호르몬 등 여러 가지 변화가 생기고 당연히 체중도 늘어난다. 임신을 하면 개인차가 있지만 평균적으로 12~13킬로그램이 늘어난다. 체중이 평균치보다 늘어나면 임신성 고혈압이나 당뇨 등 각종 심각한 질환을 초래할 수 있기 때문에 임신 중에 체중을 유지하는 것이 무엇보다 중요하다.

세 번째로 변화를 겪는 시기는 바로 폐경 이후다. 폐경 이후 호르몬의 변화로 인해 임신과 출산을 위해 골반, 엉덩이 쪽에 몰리던 지방이 복부 쪽에 몰리게 된다. 내장지방이 늘어나면 각종 혈관 질환의 위험성 또한 높아지고, 급격한 우울감이나 감정의 변화도 생긴다. 폐경 이후에도 평균적으로 체중이 4~5킬로그램 늘어난다. 체중이 늘어남과 동시에 고혈압, 당뇨, 관절 등 각종 질환의 발병률이 높아지므로 이때도 체중 조절이 필요하다.

세 차례 변화의 시기 중 가장 급격한 체중 변화를 경험하는 때는 다름 아닌 임신 및 출산이다. 평균적인 체중 증가 폭도 클뿐더러 출산 후에 본래 체중으로 돌아가지 않는 경우도 꽤 많기 때문이다. 특히 평균 이상 체중이 증가한 임산부는 산후 비만에 시달릴 가능성이 더더욱 높다. 산후에 체중 변화를 좌우하는 것은 과연 무엇일까?

산후 다이어트를 좌우하는 요소

출산 후에는 아기의 무게, 양수 배출, 혈액 손실 등으로 5~6킬로그램 정도 체중이 빠진다. 보통 산후 3주일까지 이뇨와 발한 작용 등에 의해 2~3킬로그램 정도 체중이 추가로 감소한다. 그렇다면 이후에는 어떤 차이로 체중 감량의 정도가 달라질까? 가장 중요한 것

중 하나가 '수유'이다. 모유 수유를 하는 여성은 그렇지 않은 여성보다 추가로 체중이 빠진다. 모유 수유를 하면 매일 평균 500칼로리가 소모된다. 수유를 하지 않는 여성에 비해 산후 1년 동안 3.5킬로그램이 더 빠지는 것이다. 모유 수유는 출산 후 배, 허벅지, 엉덩이 등에 축적된 지방을 효과적으로 분해해주기 때문에 아기의 건강뿐 아니라 산모의 건강까지 챙기는 최고의 다이어트 방법이다.

물론 산모는 '너무 많이 먹는 것'을 조심해야 한다. 모유 수유만으로 매일 500칼로리를 소모할 수 있다고 하지만, 그에 비해 지나치게 많이 먹는다면 결코 살이 빠질 수 없다. 아기를 낳고 부족한 기운을 보충하기 위해 많은 열량을 섭취한다면 당연히 살은 찔 수밖에 없다. 아기에게 줄 몫까지 영양분을 챙기려면 2인분을 섭취해야 한다는 것은 잘못된 생각이다. 수유를 위해서는 평소 먹던 양에 몇 숟가락만 더하는 것으로 충분하다. 수유 기간에 스트레스를 받아가며 억지로 먹는 양을 줄일 필요는 없지만 지나치게 많이 먹는 것도 삼가야 한다.

산후 다이어트의 골든타임

산후 6개월 동안 체중에 조금 민감할 필요가 있다. 산후 3주일까지는 7~9킬로그램의 체중이 빠져야 하고, 2개월이 지나면 출산 전 체중으로 돌아와야 한다. 체중이 예전으로 돌아오지 않고 되레 더 늘어났다면 '산후 비만'을 의심해야 한다. 출산 후 수유를 핑계로 많이 먹고 산후조리 차원에서 활동량을 지나치게 줄인다면 산욕기인

출산 후 6~12주 사이에 체중이 오히려 증가한다. 이때가 가장 조심해야 할 시기다. 체중이 늘어난 상태로 6개월이 지나버리면 현재 몸무게에 대한 '항상성'이 생긴다. 지금 체중을 원래 체중으로 기억하고 자꾸 되돌아가려고 하는 것이다. 체중의 항상성이 생기면 감량하기가 더더욱 어려워진다. 성공적으로 감량하더라도 최소한 1년은 유지해야 원래 체중으로 돌아왔다고 볼 수 있다.

가장 좋은 것은 체중의 항상성이 생기기 전에 원래 체중으로 돌아가는 것이다. 이 시기를 바로 '산후 다이어트의 골든타임'이라고 한다. 자칫 한번 찐 살이 평생 갈 수 있기 때문이다. 모유 수유를 하지 않는 경우 산후 6주부터 다이어트는 가능하고, 모유 수유를 할경우 이유식을 시작하면서 다이어트를 해야 한다. 산후 100일 정도되면 신체가 어느 정도 임신하기 전으로 회복하기 때문에 체중을감량하기 위해 적극적으로 노력해야 한다.

마른 비만도 비만이다

"건강 검진을 했는데 고지혈증이 의심된다고 나왔더라고요. 고지혈증은 살찐 사람들이 걸리는 것 아닌가요?" 20대의 양은희 씨는 회사 건강 검진에서 고지혈증 의심 소견을 듣고 우리 병원을 찾아왔다. 체성분 검사를 확인한 결과 그녀의 키와 체중은 극히 표준이었다. 아니, 오히려 조금 마른 축에 속했다. "말랐다는 소리만 들어와서 고지혈증 같은 건 한 번도 생각해보지 않았어요. 그런데 이런 결

과가 나오니 너무 당황스러워요." 짐짓 태연한 척했지만 그녀의 말
투에 걱정스러움이 묻어났다. "고지혈증에 걸리면 중풍이나 뇌졸
중 등 혈관 질환에 걸릴 가능성도 높아진다던데. 약도 평생 먹어야
하고요. 제가 왜 고지혈증에 걸릴 확률이 높은가요? 저는 원래 살이
잘 안 찌는 체질인데요." 성인병에 걸릴 확률이 높다는 이야기를 들
은 그녀는 겁이 덜컥 났는지 온갖 질문을 쏟아냈다.

마른 비만, 내장지방을 주의하라

그녀의 체성분 결과를 살펴보니 키에 비례한 몸무게를 측정한 체
질량지수^{BMI}는 지극히 정상이었다. 오히려 평균치인 21보다 낮은
19였다. 하지만 그녀는 전형적인 '마른 비만'이었다. 몸에서 체지방
이 차지하는 비율이 여성 평균치인 28퍼센트를 훨씬 웃돌았다. 체
중은 적게 나가지만 근육이 적고 체지방이 많은 전형적인 '허약형
비만'이었다. 비만이란 체중이 많이 나가는 것이 아니라 체지방이
과도하게 축적된 상태를 말한다. 겉으로는 말라 보여도 체지방이
많다면 분명 비만이다.

마른 비만이 가장 주의해야 할 것은 바로 내장지방이다. 키와 체
중에 비해 체지방이 많다면 다른 사람보다 내장지방이 많이 쌓여
있을 확률이 높다. 건강에 문제를 일으키는 것은 항상 피하지방이
아닌 내장지방이기 때문이다. 앞서 내장지방이 일으키는 질병으로
고혈압, 고지혈증, 당뇨 등 성인병과 각종 혈관 질환을 들었다. 한마
디로 말랐다고 방심하다간 큰코다칠 수 있다.

마른 비만의 핵, 복부

그렇다면 마른 비만인지 아닌지는 어떻게 확인할 수 있을까? 물론 체성분 검사를 하는 것도 하나의 방법이다. 내 몸속의 체지방과 근육의 비율을 알려주고, 내장지방의 정도까지 나타나기 때문이다. 내장지방의 수치가 높을수록 여러 질환들의 발병 가능성이 높아진다. 보통 결과지에 나오는 절대적인 체지방량, 혹은 체지방률이 높을수록 내장지방의 수치가 높게 나온다.

체성분 검사를 하지 않고도 마른 비만의 여부를 알 수 있는 방법이 있다. 바로 '복부'에 그 비밀이 숨어 있다. 내장지방은 특히 복부에 많이 축적된다. 마른 비만도 예외가 아니다. 보통 팔다리가 마르면 전체적으로 말라 보이게 마련이다. 하지만 팔다리가 말랐다고 해도 복부가 튀어나왔다면 마른 비만을 의심하고 체지방을 반드시 빼야 한다. 이런 체형을 '거미형' 혹은 '사과형' 몸매라고 한다.

거미형 체형에서 심장 질환 발생 확률이 높다는 연구 결과도 있다. 건강관리에 특히 유념해야 하는 이런 체형은 근력 운동이 필수다. 전체적인 체중을 감량하는 것이 아니라 체지방을 감량하고 근육량을 늘리는 것이 최상이다.

표준 체중이라고 해서 안심해서는 안 된다. 겉뿐만 아니라 속(내장지방)까지 예뻐야 건강하다. 건강에 대한 적신호는 누구나 언제든 켜질 수 있다. 그렇기 때문에 평소 자신의 몸에 대해 제대로 알고 준비하는 것이 무엇보다 중요하다. 마른 몸매라거나 정상 체중이라고 해서 각종 성인병에서 자유롭지 않다. 체중이 많이 나간다고 해서 무조건 살을 빼야 하는 것은 아니다. 날씬하다고 안심하지 말고 팔다리만 마르고 배가 나온 'ET형' 몸매라면 다이어트를 진지하게 고민해야 한다.

갱년기 이후 조심해야 할 것은 화병만이 아니다

여성의 일생에서 임신과 출산 이후 체중 증가를 가장 걱정해야 할 시기는 바로 폐경기 이후다. 폐경에 접어들면서 상열감, 우울감, 골다공증 등을 조심해야 하지만 가장 문제가 되는 것은 바로 '체중 증가'다.

폐경 이후의 체중 증가는 이전의 체중 증가와는 사뭇 다르다. 폐경 이전에는 여성호르몬 분비로 인해 체지방이 엉덩이, 아랫배, 허벅지, 유방 등에 피하지방 형태로 저장된다. 하지만 여성호르몬 분비가 줄어들고 폐경에 이르면 지방이 주로 복부 쪽에 몰린다. 그렇게 되면 팔다리는 가늘어지고 배만 볼록 나온 체형으로 변한다. 앞서 말했듯이 복부 쪽에 저장되는 지방은 대부분 건강과 직접 관련되는 '내장지방'인 경우가 많다. 그렇기 때문에 폐경 이후의 체중증가는 건강에 더욱 치명적이다.

폐경 이후 살이 찌는 이유

폐경 이후 살이 찌는 원인은 무엇일까?

첫 번째 원인은 앞서 말했듯이 호르몬이다. 여성호르몬 분비가 줄어들면서 체중이 증가하는데 특히 복부 쪽으로 살이 찌는 경향성을 보인다.

두 번째 원인은 대사량 저하이다. 노화로 인해 근육이 줄어들면서 기초대사량도 함께 저하된다. 칼로리가 제대로 소모되지 못하면서 같은 양을 먹더라도 살이 더 잘 찌는 것이다.

세 번째 원인은 활동량 저하이다. 중년 이후 시간 여유가 많아지고 몸을 쓰는 활동량이 적어지면 자연히 에너지 소비량도 줄어든다. 또한 일을 그만두면서 바깥 음식을 사먹는 경우도 많아져서 더더욱 살이 찌는 것이다.

폐경기, 이렇게 대비하라

폐경기의 체중 증가에 어떻게 대비해야 할까? 첫째 음식 섭취량을 줄여야 한다. 나이가 들면 대사량이 떨어지고 살이 찌기 쉬운 체질로 변하기 때문에 젊었을 때와 똑같이 먹으면 당연히 살이 찐다. 그렇다면 먹는 양을 얼마나 줄여야 할까? 보통 먹던 칼로리에서 200~300칼로리를 줄이는 것이 좋다. 밥 1공기가 약 300칼로리라고 하면 1공기 분량을 줄이거나 간식으로 섭취하던 주전부리 등을 줄이면 된다. 먹는 양을 줄이면 처음에는 컨디션 저하나 어지러움을 느낄 수 있다. 하지만 1~2주일쯤 지나면 이러한 증상은 사라진다. 먹는 양을 줄이면 몸에 좋지 않은 체지방은 점점 줄어든다. 먹는 양을 극단적으로 줄이거나 영양소를 고루 챙겨 먹지 않으면 몸에 해롭지만 200~300칼로리를 줄이는 것은 오히려 몸에 활력을 준다.

두 번째로 단백질을 꾸준히 섭취한다. 나이가 들면 원래 근육이 줄어들게 마련인데, 단백질 섭취량까지 줄이면 몸은 날이 갈수록 쇠약해진다. 또한 근육이 있어야 살이 덜 찐다. 근육이 너무 많이 빠지면 '살이 더 잘 찌는' 체질로 변한다. 단백질은 파우더나 건강기능 식품으로 섭취하는 것보다 음식으로 섭취하는 것이 좋다. 생선, 지방질을 제거한 살코기, 닭고기, 달걀, 두부 등이 좋은 단백질원이다. 동물성과 식물성을 골고루 섭취하는 것이 좋고, 정제된 탄수화물은 가능한 피해야 한다.

세 번째로 활동량을 늘린다. 중년이 되면 자녀 교육도 끝나고 일도 그만두면서 활동량이 자연스럽게 줄어든다. 따라서 규칙적인 운동으로 활동량을 늘려주어야 한다. 물론 가장 좋은 것은 근력 운동이다. 폐경기 이후 근육량이 줄어들기 때문에 자신의 체형에 맞게 근력 운동을 하는 것이 좋다. 그러나 평생 하지 않던 근력 운동을 갑자기 하기는 힘들다. 그렇다면 평소 하고 싶었던 운동을 취미로 시작하는 것이 좋다. 요가, 필라테스, 러닝, 줌바댄스 등 무리가 가지 않는 선에서 시작해보자. 하루에 30분 이상 걷는 것도 좋다. 모든 운동은 꾸준히 했을 때 가장 효과가 크다. 적당한 운동만으로도 근육이 줄어드는 것을 방지할 수 있다.

나이가 들수록 가장 무서운 것은 혈관 질환이다. 그러나 노력하면 얼마든지 예방할 수 있다. 예방약을 복용하는 것만으로는 충분하지 않다. 표준 체중이 훌쩍 넘어가는 중년 여성이라면, 특히 복부 살이 고민이라면 다이어트부터 해야 한다. 2킬로그램의 체지방을 감량하면 당뇨, 중풍 등의 발병률이 2배 이상 줄어든다. 여성의 일생에서 가장 급격한 변화의 시기 중 하나인 갱년기를 무사히 넘겨야 건강하게 살 수 있다.

성장에도 방해될 수 있는 소아 비만

열세 살, 158센티미터에 71킬로그램. 또래 남자 아이들보다 몸무게가 더 많이 나간다. 신체검사 때마다 쭈뼛거리며 체중계에 올라가려니 너무 자존심 상하고 괴롭다. 친구들은 뚱뚱보라고 놀린 지 오래다. 맛있는 것을 마음껏 먹지 못하는 것은 너무 슬프지만 어쩔 수 없다. 그렇게 인생 처음으로 다이어트를 결심한다.

학교가 끝나고 울적한 마음으로 집에 도착하니, 저녁 메뉴는 삼겹살이다. 조용히 부모님을 바라본다. 아빠는 한 번도 배가 나오지 않았던 적이 없다. 오늘도 아빠의 배는 이미 삼겹살을 마중 나와 식탁 밑으로 깊숙이 들어가 있다. 엄마는 단 한 번도 다이어트를 하지 않은 순간이 없다. 다만 실패에 실패를 거듭할 뿐이다. 어느덧 말뿐인 다이어트는 엄마의 일상이 되었다. 어쩔 수 없이 식탁에 앉으면서 인생 처음으로 다이어트를 포기한다.

부모가 비만이면 아이도 비만일까?

부모 중 한쪽이 비만인 경우 자녀가 비만일 확률은 40퍼센트이다. 부모 둘 다 비만인 경우 자녀가 비만일 확률은 80퍼센트이다.

일란성 쌍둥이는 서로 다른 환경에서 자라더라도 비슷한 체형을 가질 확률이 높다. 비만의 가장 큰 원인은 역시 유전이다. 부모의 체형이 자식들에게 지대한 영향을 미친다는 것은 학계의 정설이다. 그러나 전 세계적으로 비만 인구는 점차 늘어나고 있다. 따라서 비만의 원인을 유전에서만 찾기는 어렵다. 비만은 유전적인 요인과 환경적인 요인이 결합되어 생기는 질병이다.

그렇다면 뚱뚱한 아이는 반드시 뚱뚱한 어른이 될까? 아이들이 비만이 되기 쉬운 시기는 지방세포의 발달과 연관성이 높다. 특히 생후 1년과 소아기, 청소년기에 비만이 될 확률이 크다. 이 시기에 신체가 많이 발달하며 지방세포 또한 수가 늘어나고 크기가 커지기 때문이다.

비만은 곧 지방세포가 커지고 늘어났다는 의미다. 체중이 급격히 혹은 과도하게 증가하면 지방세포의 크기뿐 아니라 개수까지 증가한다. 지방세포의 개수까지 증가하면 체중 감량은 더더욱 쉽지 않다. 왜냐하면 지방세포의 크기를 줄여서 다이어트에 성공하더라도, 늘어난 지방세포들이 자꾸 원래의 크기로 되돌아가려고 하기 때문이다. 따라서 가장 좋은 것은 지방세포의 개수와 크기가 변하지 않도록 처음부터 관리하는 것이다.

체중은 적당히, 키는 크게

그렇다면 뚱뚱한 아이는 평생 뚱뚱한 몸매를 운명으로 받아들이고 체념하며 살아가야 할까? 뚱뚱한 아이는 뚱뚱한 어른이 되기 쉽다. 그러나 100퍼센트는 아니다. 왜냐하면 유전보다 환경적인 요인이 점점 늘어나고 있기 때문이다. 청소년기에 과체중이나 비만을 초래하는 환경적 요인은 식생활과 줄어든 신체 활동량에서 찾을 수 있다. 최근 10년간 청소년들은 채식 위주의 집밥 대신 가공식품, 인스턴트, 패스트푸드를 즐기게 되었고, 텔레비전과 스마트폰을 들여다보는 시간이 늘어나면서 운동량은 현저히 줄었다. 그래서 10년 전에 비해 청소년 비만율은 1.3배로 껑충 뛰었다. 10년 사이에 한국인의 DNA가 급격히 변했을 리는 없으니 환경적인 요인이 크다고 할 수 있다. 이러한 경우 식이 조절과 생활 습관만으로도 체중이 크게 개선된다.

하지만 한창 자라나는 청소년기에 극단적으로 식이 조절을 하면 성장 장애나 무월경증 등 예기치 못한 부작용을 초래할 수 있다. 또한 어린 나이에 다이어트를 시작할수록 성인이 되었을 때 체중이 많이 나갈 가능성이 높다는 연구 결과도 있다. 따라서 청소년기의 다이어트는 더더욱 조심스럽게 접근해야 한다. 무조건 식사량을 줄이는 것보다 성장기에 꼭 필요한 영양분은 채워주면서도 활동량을 늘려 체중 감소와 동시에 키를 성장시켜야 한다.

청소년기 다이어트, 정서적 요인에 주목하라

청소년기 다이어트는 무엇보다 본인 의지가 가장 중요하다. 한창 민감한 시기에 억지로 부모 손에 이끌려 체중 감량을 하면 자칫 다이어트를 부끄러운 행위로 인식하게 된다. 또한 체중 증가의 원인을 자기 탓으로 돌림으로써 다이어트에 실패할 경우 스트레스를 받거나 우울해하기 쉽다.

청소년기의 다이어트는 아주 천천히 장기적으로 진행되어야 한다. 그리고 무엇보다 아이에게 정서적 지지를 보내고 응원하는 것이 무척 중요하다. 부모는 아이가 다이어트에 좋지 않은 음식을 먹었다고 책망하거나 몰아세우기보다 지켜봐 주고 기다려주어야 한다. 아이들에게 스트레스가 될 수 있는 식이 조절과 훈육은 오히려 체중 감량에 방해가 된다. 오히려 아이가 잘했을 때 칭찬해주고 기운을 북돋워주는 것이 더 효과적이다.

뚱뚱한 유전자를 가진 아이들도 있다. 그러나 유전적 요인만으로 비만인 경우는 드물다. 유전적 요인을 가진 사람이 잘못된 식이 습관을 가졌거나 신체 활동량이 적을 때 살이 찌는 것이다. 따라서 유전적으로 살이 찌는 체질을 타고났다 하더라도 얼마든지 바꿀 수 있다. 평생 뚱뚱할 운명을 타고난 사람은 없다.

조금 달라야 한다, 남자 다이어트

대한민국에서 외모 관리는 더 이상 여성만의 전유물이 아니다. 끊임없이 자신을 관리하고 외모에 투자하는 남성들이 점차 늘어나고 있다. 최근에는 '그루밍족'이라는 신조어도 생겨났다. '그루밍족'은 말을 빗질하고 목욕시키는 그루밍grooming에서 유래한 말로 여성의 뷰티에 해당하는 남성들의 미용 용어다. 말하자면 패션과 미용에 아낌없이 투자하는 남자들을 그루밍족이라고 한다. 이들은 자신을 돋보이게 하기 위해 피부, 몸매, 두발관리는 물론 성형수술도 마다하지 않는다.

그루밍족에게 다이어트는 선택이 아니라 필수다. 멋지게 꾸미고 입으려면 무엇보다 살이 쪄서는 안 된다. 적당한 체중으로 이목구비가 뚜렷하고 몸매가 날씬해야 하는 것이다. 남자는 살집이 조금 있어야 듬직해 보인다는 것도 옛말이다. '듬직해 보인다＝체중이 많이 나간다'는 공식은 더 이상 성립하지 않는다. 가장 멋있어 보이는 체형을 만들기 위해 상당수의 남자들이 시간과 돈을 아낌없이 투자한다. 여성뿐 아니라 남자도 멋진 몸매를 만들기 위해 노력하는 것이다.

남자들이 살이 찌는 원인

여자들과는 달리 남자들은 임신, 출산, 폐경 등 급격한 신체의 변화를 겪지는 않는다. 어느 순간 남성호르몬이 줄어드는 시기가 따로 없기 때문에 특정 시기에 급격하게 살이 찌지는 않는다. 그렇다면 남자들이 살이 찌는 원인은 무엇일까? 남자들이 살이 찌는 이유는 대부분 야식과 술자리 때문이다. 그리고 사무직이라면 신체 활동량의 감소도 무시할 수 없는 원인이다. 사회생활을 하는 남자들이라면 회식으로 인한 체중 증가를 무시할 수 없다.

아무리 살이 찌지 않는 체질이라 해도 주 2~3회 이상 술자리를 가지면 살이 잘 찌는 체질로 변하기 쉽다. 술 자체도 칼로리가 높은데 안주로 삼겹살, 치킨 등을 먹는다면 회식 한 번에 가히 폭발적인 칼로리를 섭취하게 된다. 건강상 다른 문제가 없는 한 먹어도 살이 안 찌는 체질 따위는 없다. 고칼로리의 술과 안주를 곁들이는 일상이 반복된다면 뱃살은 나날이 두둑해지게 마련이다. 똑같이 체중이 늘어도 여성보다 남성의 경우 내장지방이 특히 더 많이 증가하는데, 그 원인은 다름 아닌 '술' 때문이다. 그렇기 때문에 똑같이 체중이 증가해도 남성이 여성보다 더 위험하다. 계속된 야근에 활동량은 줄어들고 먹는 양은 늘어난다면 근육은 줄어들고 체지방만 늘어나게 된다.

다이어트 원인이 단순하면 방법도 단순하다

이렇게 늘어난 체중을 어떻게 하면 줄일 수 있을까? 남성은 여성에 비해 살이 찌는 이유가 단순하다. 덜 움직이면서 고칼로리 음식을 많이 섭취하기 때문이다. 따라서 방법도 간단하다.

첫째 술자리를 줄이면 된다. 업무에 꼭 필요한 회식을 제외하고 개인적인 친목을 도모하기 위한 술자리는 피해야 한다. 물론 평생 술자리를 가지지 않을 수는 없다. 다만 다이어트 기간만이라도 술자리를 줄여보자. 회사 일로 어쩔 수 없이 회식을 가져야 한다면 저녁을 미리 먹고 참석하자. 배가 고픈 상태에서는 절제하기가 어려울뿐더러 되레 평소보다 더 많이 먹게 된다. 적당히 저녁을 먹으면 이미 배가 차 있는 상태이기 때문에 술이든 음식이든 덜 먹게 된다. 저녁을 먹을 시간이 없다면 간단하게 달걀이나 닭가슴살 등 단백질을 섭취하는 것이 좋다. 과일 등의 탄수화물을 섭취하는 것보다 단백질을 섭취하면 살도 덜 찌고 포만감도 오래가기 때문이다. 술은 소주 2잔, 맥주 반병 이상 마시지 않는 것이 좋다.

두 번째로는 활동량을 늘려야 한다. 사무실에 머무는 시간이 길더라도 틈틈이 움직이는 것이 좋다. 자동차 대신 대중교통을 이용하거나, 한 정거장 전이나 후에 내려 목적지까지 걸어가자. 운동을 좋아한다면 꾸준히 헬스장을 다니자. 하지만 운동을 좋아하지 않는 사람들은 억지로 운동 습관을 들이기보다 차라리 생활 속에서 활동량과 움직임을 서서히 늘려나가는 것이 좋다. 사무실에서 맨손으로 간단하게 할 수 있는 운동을 꾸준히 하는 것도 하나의 방법이다. 중간 중간 휴식을 취할 때 조금만 시간을 투자해서 활동량을 늘려보자.

이처럼 체중 감량의 경우 작은 변화가 큰 변화를 가져올 수 있다. 남자들은 여자들에 비해 근육량이 많고 기초대사량이 높은 편이다. 따라서 초저칼로리 식단으로 무장할 필요 없다. 고칼로리의 술과 음식만 피해도 체중 감량에 성공할 수 있다.

천천히, 그리고 길게 가야 하는 고도비만 다이어트

비만이라고 해서 다 똑같지는 않다. 비만의 정도에 따라 크게 경도비만, 중등도비만, 고도비만으로 나누어지는데, 그 기준은 다름 아닌 체질량지수, 즉 BMI다. 체중과 신장만으로 계산하는 체질량지수는 100퍼센트 정확하지는 않지만 비만의 정도를 가려내는 가장 단순한 방법이다. 보통 BMI가 30 이상인 사람을 '고도비만'으로 분류하며, 다른 비만 치료 방법이 요구된다.

인터넷에 '고도비만'을 검색하면 가장 먼저 뜨는 연관 검색어는 '고도비만 수술'이다. BMI가 30 이상인 사람은 수술을 권유받기도 한다. 고도비만은 일반적인 방법으로 체중을 줄일 수 없는 경우가 많기 때문이다.

고도비만, 지방세포가 다르다

고도비만은 왜 살이 잘 빠지지 않을까? 지나치게 살이 많이 찐 사람을 으레 게으르고 의지가 부족하기 때문이라고 생각한다. 하지만 그들은 결코 의지가 없어서 살을 빼지 못하는 것이 아니다. 고도비만은 '지방세포' 자체가 일반 사람들과 다르다. 일반적으로 체중이 증가하면 지방세포도 커진다. 체중이 증가하는 초기와 경도비만의 경우 살을 빼면 지방세포의 크기가 비교적 쉽게 줄어든다. 그러나 체중이 최대로 증가해 지방세포가 커질 대로 커진 고도비만의 경우 여간해서는 원상회복이 힘들다.

지방세포는 커지면 커질수록 원래의 크기를 유지하려고 한다. 따라서 잘 줄어들지도 않을뿐더러 줄어들었더라도 되돌아가려는 경향이 강하다. 또한 먹는 양을 줄여서 지방세포의 크기를 줄이려고 할수록 오히려 식욕이 강해진다. 음식을 절제하지 못하고 더 많이 먹으면 악순환의 고리를 끊을 수가 없다. 따라서 고도비만이 체중을 감량하고 유지하기란 그렇지 않은 사람들에 비해 몇 배의 노력이 필요하다. 고도비만 중에는 먹는 양을 줄이고 활동량을 늘려도 체중이 줄어들지 않는 경우도 많다. 이것은 이미 커질 대로 커져 뇌를 지배하기 시작한 지방세포 때문이다. 이른바 '살이 빠지지 않는 몸'으로 변해버린 것이다.

의지만으로는 살을 뺄 수 없는 고도비만의 경우 위밴드 수술, 위소매절제술, 루와이 위우회술 등의 '수술적 요법'이 권유되기도 한다. 수술은 크게 2가지로 나뉜다. 위의 크기를 줄여 포만감을 빨리 느끼게 만드는 '섭취제한 수술법'과 소화의 많은 부분을 담당하는 소장의 첫 부분으로 음식물이 지나가지 않도록 우회로를 만드는 '흡수제한 수술법'이다. 이러한 수술을 통해 체중 감량뿐 아니라 고도비만과 관련된 대사성 질환인 고혈압, 당뇨, 고지혈증 등의 치료 효과도 기대할 수 있다. 이러한 수술은 흔히 지방 흡입술을 함께 시행하기도 한다. 수술을 통해 섭취량이 줄어들면 체중과 더불어 지방세포도 줄어드는 효과를 기대할 수 있다.

그러나 모든 수술 이면에는 부작용의 우려가 있게 마련이다. 출혈 가능성, 복막염 등 염증과 감염의 위험성이 있고, 수술에 성공하더라도 당뇨나 고혈압 환자의 경우 심근경색과 혈전 가능성도 높아진다. 실제로 무리한 위밴드 수술 후 패혈증으로 사망한 경우도 있다. 따라서 고도비만이라고 해서 무조건 수술을 권하기는 어렵다.

지방세포를 다스려라

수술을 고려하기 전에 최대한 비수술적인 요법으로 체중을 감량하는 것이 좋다. 지방세포가 커질 대로 커진 고도비만의 경우 내과적인 방법인 한약 치료를 꼭 권유한다. 왜냐하면 BMI 30 이상인 사람은 스스로의 노력으로 체중을 감량하기 어렵기 때문이다. 이들에게는 식욕을 조절하고 포만감을 오래 유지하면서 공복감을 해소하는 치료가 도움이 된다. 사람의 인내심은 한계가 있고 본능을 거스르는 일을 한 달 이상 지속하기는 어렵다. 이것을 의지력 부족으로 몰아붙일 수는 없다.

고도비만일수록 철저한 식이 조절을 중심으로 체중을 줄이면서 조금씩 활동량을 늘리는 것이 좋다. 초기부터 무리하게 운동하면 오히려 식욕이 늘어나고 허리와 무릎 등 관절에 부담을 줄 수 있다. 이러한 이유로 고도비만인 경우 초반에는 운동을 피하고 식이 조절에 집중해야 한다. 그렇다고 활동을 전혀 하지 않는 것이 아니라 과격한 유산소 운동은 배제하되 하루에 30분 걷기와 같이 간단한 운동은 꾸준히 해야 한다. 무리한 다이어트를 오래 했거나 여러 번 반복한 경우, 질환으로 인해 많은 약을 복용하고 있는 경우가 아니라면 대부분 꾸준히 식이 조절을 하면 체중을 감량할 수 있다.

고도비만은 대부분 20~30킬로그램 이상을 감량해야 한다. 이렇게 많은 몸무게를 단기간에 감량하기란 불가능하다. 따라서 조바심을 내며 극도로 먹는 양을 줄이면 오히려 실패한다. 아무리 고도비만이라도 일주일 감량 목표가 1.5킬로그램을 넘지 않도록 한다. 물론 한 달에 7~8킬로그램 이상 뺄 수도 있다. 그러나 매달 무리한 목표를 잡다 보면 어느 순간 극심한 요요현상에 시달릴 수 있다. 매달 7~8킬로그램 감량하려면 거의 굶다시피 하면서 무리하게 운동을 해야 하기 때문이다. 굶는 다이어트는 한 달, 길어도 두 달 이상 지속하기 어렵다. 무리한 절식과 금식의 끝에는 항상 폭식이 따르게 마련이다. 고도비만일수록 천천히 그리고 길게 보아야 한다.

고도비만의 다이어트는 달라야 한다

20킬로그램 이상 빼야 하는 경우 두 번에 나눠서 다이어트를 진행할 것을 권한다. 첫 번째 3개월에 걸친 다이어트에서 10~15킬로그램 감량하고, 6개월에서 1년 정도는 감량한 체중을 유지한다. 장기간 체중을 유지하기는 생각보다 쉽지 않다. 식단을 어기는 횟수가 잦아지면 원래 몸무게로 돌아가기 쉽다. 왜냐하면 자신의 뇌가 원래 체중을 기억하고 있기 때문이다. 따라서 체중을 유지하려면 항상 본인의 페이스를 유지해야 한다. 그렇게 얼마간 체중을 유지하고 나서 다시 한번 다이어트를 시작하면 좋다.

두 번째 다이어트를 진행할 때는 처음보다 운동량을 늘린다. 이때는 유산소, 무산소 운동을 병행하면 도움이 된다. 평균보다 근육이 많이 줄어들었다면 단백질 섭취량을 늘리고, 하루에 30분 정도 무리가 되지 않는 선에서 근력 운동을 하는 것이 좋다.

종국에는 수술적 방법을 강구하더라도 일단은 최대한 식이 조절을 해보는 것이 좋다. 수술은 그다음이다. 아무런 준비가 되지 않은 상태에서 살이 빠질 것이라는 희망만 가지고 수술을 한다면 기대하는 결과를 얻기 힘들다. 비만 수술을 하더라도 식이 조절은 필수다. 다이어트를 도와주는 보조적인 수단으로 약을 선택할 것이냐, 수술을 선택할 것이냐의 차이일 뿐이다.

　우리는 평생 다이어트를 해야 하는지도 모른다. 단기간에 살을 빼는 다이어트에 현혹되면 자칫 몸을 망치고 오히려 살이 안 빠지는 몸이 될 수 있다. 다이어트는 천천히, 그리고 장기간 꾸준히 할수록 목표한 체중 또한 더 오래 유지할 수 있다.

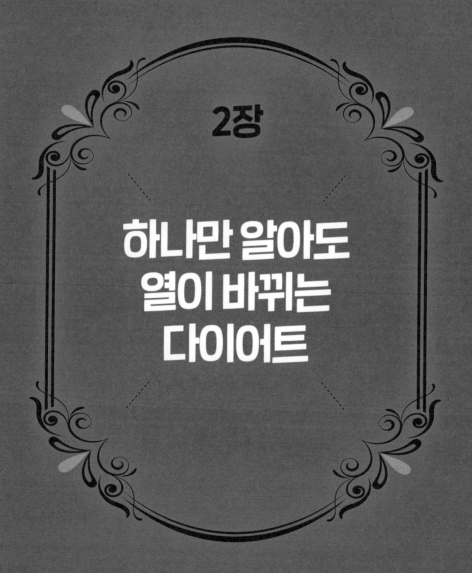

2장

하나만 알아도
열이 바뀌는
다이어트

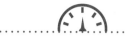

다이어트에 대한
오해와 진실

살 안 빠지는 체질, 나야 나?

"저는 정말 적게 먹는데도 살이 안 빠져요. 정말 거의 안 먹는데 말이에요. 남들보다 살이 잘 찌고 잘 안 빠지는 체질인가 봐요. 살이 안 빠지는 체질이 진짜 있나요?" 병원을 찾는 사람들 중에는 본인이 '살이 잘 안 빠지는' 체질이라고 말하는 사람들이 많다. 어찌 보면 당연하다. 살이 잘 빠지는 사람이면 당연히 병원에 올 필요 없이 살을 뺐을 것이다. 살이 잘 찌는 체질이 있듯이 살이 잘 안 빠지는 체질도 있다. 불행하게도 두 체질은 한 사람에게서 나타나는 경우가 많다. 살이 잘 찌는 사람이 잘 안 빠지는 것이다.

체지방 저장형 대사 시스템

체지방이 잘 늘어나는 사람은 몸의 대사가 '체지방 저장형'으로 맞춰져 있기 때문이다. 살이 잘 안 빠지는 사람 역시 들어오는 영양분을 체지방으로 저장하려는 경향이 강하다. 그러면 '체지방 저장형' 체질은 어떻게 만들어지는 것일까? 물론 가장 큰 원인은 유전이다. 그러나 부모 둘 다 정상 체중인데, 자녀는 '살이 잘 안 빠지는' 체질인 경우도 있다. 이처럼 유전이 아닌데도 비만이 되는 원인은 무엇일까?

무엇보다 생활 환경과 식습관을 들 수 있다. 현장직보다는 사무직, 규칙적인 생활 패턴을 가진 사람보다는 그렇지 않은 사람이 비만 체질을 가질 확률이 높다. 활동량이 적을수록 살이 더 잘 찌는 것은 당연하다. 조금만 먹어도 살이 찌는 체질을 만드는 것은 식습관이다. 그중 '불규칙한 시간'에 '불규칙한 양'을 먹는 것이 가장 안 좋다.

적게 먹는데도 살이 찐다고 하는 사람들을 보면 하루에 한 끼는 꼭 정제된 탄수화물을 섭취하거나 과식하는 경우가 많다. 전체 양은 많지 않더라도 칼로리가 기본적으로 높은 빵, 면, 인스턴트를 먹는다면 살이 찔 수밖에 없다. 이런 경우 양을 줄인다고 해도 쉬이 몸무게가 빠지지는 않는다. 이런 사람들은 대부분 진짜 배고픔과 가짜 배고픔을 분간하는 능력이 떨어진다. 군것질을 자주 하다 보니 진짜 배고파서 음식을 찾기보다 정신적인 허기로 음식을 집어 먹는 것이다. 몸속 호르몬 신호체계가 이미 무너졌기 때문에 이러한 행동을 하게 되고, 몸의 시스템은 점점 더 엉킬 뿐이다.

가장 문제가 되는 것은 바로 '렙틴 저항성'과 '인슐린 저항성'이다. 우리 몸에서 렙틴과 인슐린이 적절하게 분비되고 대사되어야 살이 찌지 않는데 적절한 신호를 받아들이지 못하는 상태인 것이다. 아무리 배가 불러도 포만감을 전달하는 렙틴이 분비되지 않고, 혈당이 높아져서 인슐린이 분비되어도 제 기능을 하지 않는다면 우리 몸의 시스템은 무너지고 체지방은 점점 늘어날 수밖에 없다.

몸의 시스템을 바꾸는 해독 기간

이러한 몸의 시스템을 바꾸려면 어떻게 해야 할까? 무엇보다 과도하게 높은 인슐린 수치를 낮추는 것이 중요하다. 인슐린 수치를 낮추려면 혈당이 떨어져야 하고, 그러기 위해서는 어느 정도의 공복 시간이 필수적이다. 혈당이 낮아질 만하면 가짜 배고픔으로 군것질을 하고, 또 줄어들만 하면 혈당을 높이는 단것을 먹게 되면 인슐린 수치는 줄어들지 않는다. 그렇기 때문에 살이 안 빠지는 사람일수록 잠들기 4시간 전에 식사를 마치고 어느 정도 공복 상태를 유지하는 것이 중요하다. 혈당과 인슐린 수치가 완전히 떨어지고 진짜 배고픔을 느낄 때까지 군것질을 하지 말아야 한다. 또한 규칙적인 식사를 통해 허기 신호체계를 제자리로 돌려놓는 것 또한 중요하다.

과도하게 시스템이 흐트러져 있는 경우 3일 정도 해독 기간을 갖는 것도 좋다. 3일 동안 최소한의 음식을 섭취하면서 그동안 혹사당했던 위와 장에 휴식을 주고 흐트러진 신호체계도 재정비하는 시간을 갖는 것이다. 해독 기간에는 아침, 점심, 저녁을 선식이나 죽으로 대체하면서 위의 부담을 덜어준다. 완전히 굶는 것은 아니기 때문에 혈당이 많이 떨어져 힘들다거나 극심한 배고픔으로 일상생활이 불가능하지는 않다. 빨리 먹고 빨리 배고픈 사람일수록 해독할 때 더 힘들 수 있다. 조금만 굶어도 바로 혈당이 떨어진다고 느끼기 때문이다. 하지만 진짜 혈당이 떨어진다기보다 빠르게 혈당을 올리는 음식에 몸이 길들여져 있을 가능성이 크다. 이런 사람들은 극단적으로 단식을 하는 것은 좋지 않다. 하지만 신호체계를 잡아주기 위해 음식량을 줄이고 규칙적인 시간에 먹는 해독 기간을 반드시 가져야 한다. 3일 해독은 인슐린 저항성 개선에도 큰 도움을 준다.

살이 안 빠지는 체질은 분명 있다. 이런 사람들은 남들보다 더 천천히 체중의 변화가 생긴다. 하지만 한번 지방을 태우는 시스템으로 바뀌면 체지방 감량은 꾸준히 이루어질 것이다. 가장 피해야 할 것은 극단적으로 음식을 제한하는 것이다. 그렇게 되면 근육이 빠지기 쉽고 심지어 정체기도 빨리 온다. 급할수록 돌아가라는 말이 있다. 조급한 마음을 억누르고 정석대로 다이어트를 해라. 언젠가는 체중이 놀라우리만큼 빠져 있을 것이다.

유행하는 다이어트의 장단점

다이어트에도 유행이 있다. 원푸드 다이어트, 구석기 다이어트, 덴마크 다이어트, 디톡스 다이어트, 얼마 전 화제가 된 고지방 저탄수화물 다이어트까지. 그동안 인기를 끌었던 다이어트 방법은 무척이나 다양해서 책 한 권에 모두 소개하기 어려울 정도다. 많은 사람들이 살을 빼기 위해 감자나 고구마 등 한 가지 음식만 먹거나 몸속의 독소를 빼기 위해 레몬 물을 들이켠다. 언뜻 봐도 비과학적인 다이어트 방법에 왜 많은 사람들이 열광할까?

이유는 간단하다. 우선 실제로 효과가 있기 때문이다. 아니, 효과가 있는 것처럼 보인다. 유행하는 다이어트를 따라 하다 보면 며칠 사이에 체중이 제법 감소한다. 그렇다면 내 몸이 정말 날씬해지고 있는 걸까? 이 질문에 답하기 위해서는 다이어트 중에 몸속에서 어떤 변화가 일어나고 있는지를 살펴봐야 한다.

유행하는 다이어트, 정말 좋을까?

유행하는 다이어트 방법은 대체로 식이 제한을 하는 것이다. 하루 종일 고구마만 먹으라거나 탄수화물은 절대 먹지 말라는 식이다. 대부분 먹는 양이나 종류를 극단적으로 조절하는 방법이다. 이러한 극단적인 다이어트는 눈에 띄게 체중이 감소하는 효과를 보인다. 한 달에 적게는 3~4킬로그램에서 많게는 8~10킬로그램까지 감량하는 사람들도 있다. 하지만 굶어서 빼는 체중은 체지방 위주의 감량이라기보다 근육과 체수분의 감소에 기인한 경우가 많다. 빠진 체중의 40~50퍼센트 이상이 체수분과 근육이라는 것이다.

우리는 근육이 줄어드는 것에 대해 경각심을 가져야 한다. 체수분과 근육이 감소하면 우리 몸은 기초대사량을 줄여서 신진대사를 유지하려고 한다. 그렇게 기초대사량이 줄어들면 에너지를 제대로 소모하지 못하기 때문에 남은 에너지가 몸에 쌓인다. 그렇게 되면 힘들게 굶으면서 살을 뺐다 하더라도 금세 다시 찌는 것은 물론 살이 잘 찌는 체질로 바뀌게 된다.

화제가 되는 다이어트는 보통 사람들이 따라 하기 쉽다. 아침에는 정제되지 않은 좋은 탄수화물을 먹어야 하고, 저녁에는 좋은 단백질이 풍부한 식품을 섭취해야 한다는 식의 복잡한 방법이 아니라 비교적 간단하다. 예를 들자면 하루에 한 끼만 먹고 싶은 음식을 먹고, 나머지는 굶으라거나 한 가지 음식만 먹으라는 식이다. 하지만 이런 다이어트는 오래 지속할 수 없다. 처음 2~3일 혹은 길어야 1~2주는 독한 마음으로 시도해 볼 수 있지만 그 이상은 하기도 힘들고 무엇보다 건강을 해친다.

특정 부위를 빼는 다이어트는 없다

유행하는 다이어트는 분명 이유가 있다. 그러나 일시적인 유행으로 그치는 이유를 알아야 한다. 모든 사람들이 효과를 볼 수 있는 다이어트는 없다. 그렇기 때문에 이것만 먹으면 살이 빠진다는 식의 과장된 정보는 사실이 아닐 가능성이 높다. 특히 원푸드 다이어트, 황제 다이어트, 레몬 다이어트 등 다양한 영양소의 섭취를 제한하는 다이어트는 효과가 일시적일 뿐만 아니라 대부분 요요현상을 겪게 된다. 더구나 골다공증 등 건강을 해칠 우려도 있으니 각별히 주의를 기울여야 한다.

몸의 특정 부위를 빼준다는 음식이나 운동법에 현혹되어서도 안 된다. 엉덩이, 팔뚝, 복부만을 빼주는 다이어트는 없다. 몸의 체지방은 빠지는 순서가 있기 때문이다. 보통 처음에는 얼굴, 그다음은 복부와 상체, 마지막으로 하체의 살이 빠진다. 따라서 특정 부위의 살을 빼고 싶다면 인내심을 가지고 꾸준히 다이어트를 해야 한다. 하체의 살을 빼기 어려운 것은 맨 마지막에 빠지기 때문이다. 하체 운동을 많이 한다고 해서 하체 지방 위주로 연소되는 것도 아니다. 어떤 부위의 운동을 하든 살은 전체적으로 빠진다. 예를 들어 한쪽 팔만 반복적으로 자극하는 운동을 하더라도 양쪽 팔의 체지방이 줄어든다. 결론적으로 특정 부위만 빠지는 운동은 없다.

패션, 전자기기, 음식 등 다른 분야에서 유행을 좇는 것은 상관없다. 하지만 유행하는 다이어트를 좇는 것은 우리 몸에 좋지 않은 결과를 초래할 수 있다. 우리의 몸은 고무줄이라고 생각하면 된다. 무리해서 늘였다 줄이기를 반복하면 결국 원래 모습으로 돌아가려는 탄성을 잃어버리고 끊어질 수 있다. 유행하는 다이어트를 수없이 반복하다 보면 내 몸은 탄력을 잃은 고무줄처럼 된다. 결국 어떤 다이어트에도 반응하지 않는 '살 빼기 힘든' 몸으로 변하는 것이다. 따라서 다이어트만큼은 유행을 좇기보다는 정석을 따라야 한다.

변비를 잡아야 비만을 잡는다

다이어트를 하면 필연적으로 따르는 증상이 바로 '변비'다. 평소 매일 규칙적으로 변을 보던 사람도 다이어트를 하면서 변비로 고생하는 경우가 많다. 원래 변비가 있는 사람은 다이어트를 시작하면서 좀더 심해질 수 있다. 다이어트를 하면 변비가 생기거나 심해지는 이유는 간단하다. 먹는 양을 줄이면 몸에서 변을 만들어낼 재료가 부족해지기 때문이다. 또한 음식물의 양이 줄어들면 장의 연동운동도 줄어들면서 운동력이 떨어진다. 시간이 지나면 자연히 회복되기도 하지만 간과할 수만은 없는 것이 변비다.

변비를 해결하지 못하면 다이어트에 성공할 확률도 떨어진다. 그도 그럴 것이 먹는 양에 비해 배출하는 양이 줄어들면 몸에 어떤 식으로든 찌꺼기가 쌓인다. 들어가는 양은 있는데 나오는 양이 줄어든다면 체중은 당연히 더디게 줄어들거나 줄어들지 않을 수밖에 없다. 하루 한 번 원활한 배변을 하는 것이 다이어트 성공의 열쇠다.

다이어트의 적, 변비

다이어트 중에 변비가 생기지 않으려면 어떻게 해야 할까? 일단 가장 중요한 것은 수분 섭취다. 물은 우리 몸의 70퍼센트 이상을 차지하는 중요한 영양소다. 대변 또한 대부분 수분으로 이루어져 있다. 물을 마시면 화장실을 자주 간다는 이유로, 몸이 붓는 것 같다는 이유로 물을 멀리하면 다이어트와도 멀어지기 쉽다. 하루에 적어도 8잔, 혹은 2리터 이상 수분을 섭취하는 것이 좋다. 이때 커피나 음료수로 수분을 섭취하는 것은 적절하지 않다. 이뇨작용으로 오히려 수분을 배출하기 때문이다. 커피나 음료수를 마시는 양만큼 물을 추가로 섭취해야 한다.

두 번째로 식이섬유를 충분히 섭취한다. 변비를 없애기 위해서는 탄수화물, 단백질, 지방 같은 큰 영양소보다 섬유질, 비타민, 무기질 같은 영양소를 충분히 섭취하는 것이 도움이 된다. 특히 적절한 섬유질 섭취는 변비뿐 아니라 심장병, 고지혈증, 당뇨병 등의 질환을 예방하는 데도 도움이 된다. 식이섬유는 장 내에서 물을 빨아들여 팽창하기 때문에 대변의 부피를 늘려 부드럽게 배출되도록 도와준다. 특히 독성물질과 함께 배출되기 때문에 장 내를 깨끗이 청소하는 청소부 역할을 한다.

식이섬유에는 물에 녹는 수용성, 물에 녹지 않는 불수용성, 그리고 반은 녹고 반은 녹지 않는 반수용성이 있다. 변비에 좋은 식이섬유는 '반수용성'이다. 이미 물에 녹아 있는 수용성 식이섬유는 배변에 특별한 효과가 없다. 물에 녹지 않는 불수용성 식이섬유는 변에 그대로 뭉쳐서 배출되지만 특별히 변을 부드럽게 만드는 효과는 없다. 가장 효과가 좋은 식이섬유는 반수용성으로, 현미, 보리, 시금치, 브로콜리, 오이, 당근, 미역, 다시마, 양배추 등에 많이 들어 있다. 특히 해조류와 버섯류에 들어 있는 식이섬유가 좋은데, 끼니마다 다시마나 미역을 곁들이면 아주 훌륭한 다이어트 식단이 될 것이다.

스트레스 관리, 꾸준한 운동으로 변비를 예방하자

세 번째로 지나친 스트레스가 변비를 유발하는 경우도 많다. 위와 장은 스트레스의 영향을 많이 받는 기관이다. 스트레스를 많이 받고 신경질적인 사람, 혹은 속으로만 끙끙 앓는 소심한 사람들은 체내의 기혈 순환이 꽉 막히기 쉽기 때문에 변 또한 배출이 잘되지 않는다. 이런 경우 스트레스를 해소해야 변도 시원하게 배출된다.

마지막으로 장 운동을 촉진하는 것도 변비에 도움이 된다. 배 부분의 근육 중 옆구리 쪽의 복사근과 앞쪽의 복직근이 배변과 관련이 있다. 이 근육이 너무 약화되어도 배변이 원활하지 않고 하복부가 묵직하게 느껴진다. 복부 쪽 근력을 키우는 것도 변비에 도움이 된다. 하지만 지나친 근력 운동보다 가벼운 유산소 운동이 기본적으로 변비에 좋다. 걷기, 조깅, 수영, 스트레칭 등도 변비에 도움이 되는 운동이다. 하루에 30분은 가볍게라도 꼭 운동하는 습관을 가지는 것이 좋다.

장이 건강해야 살이 빠진다. 미국의 한 생리학자에 따르면 식욕을 억제하는 세로토닌의 대부분이 장에서 생산된다고 한다. 우리 몸에 세로토닌이 많으면 식욕이 감소하고, 세로토닌이 적을수록 식욕을 억제하기 힘들어진다. 비만인 사람들은 대부분 장 건강이 좋지 않다. 반대로 장 건강이 좋지 않으면 살이 찌기 쉽다. 장 건강 상태를 가장 간단하게 알 수 있는 지표가 바로 '배변 습관'과 '대변'이다. 다이어트를 하는 동안 생기는 변비를 가볍게 여기지 말고 수분과 섬유질 섭취를 늘리고 운동을 시작하자. 변비를 잡아야 다이어트에 성공할 수 있다.

칼로리만
중요한 건 아니다

칼로리가 일순위가 되어서는 안 된다

"하루에 총 몇 칼로리를 섭취해야 하나요?" 기나긴 다이어트 상담을 끝내려는 찰나, 눈을 반짝이며 조은지 씨가 물었다. 마치 이미 자기가 해야 할 일을 알고 있다는 듯이 말이다. "하루에 1천 칼로리 이하로 섭취하면 되나요? 앞으로는 칼로리를 따져가면서 먹으려고요." 멋쩍게 웃으며 나가려는 조은지 씨를 다시 앉힐 수밖에 없었다. "칼로리로 식사를 제한하는 것은 아주 어리석은 짓이에요." 그러자 그녀는 예상 밖이라는 듯 눈이 동그래졌다. 꽤 오래전부터 칼로리의 함정을 다룬 보도들이 쏟아졌는데도, 다이어트를 시작할 때 칼로리를 일순위로 여기는 사람들이 많다. 다시 한번 말하건대 칼로리만 따지다 보면 다이어트에 실패하게 된다.

체내로 들어오는 양과 소모되는 양의 차이가 살이 찌느냐 빠지느냐를 결정하는 것은 맞다. 하지만 단순히 칼로리만으로 체내 입출력량을 계산하는 것은 무리다. 같은 칼로리의 음식이 들어오더라도 체내에서 일어나는 대사기전이 완전히 다를 수 있기 때문이다. 칼로리만으로 다이어트를 하는 데 한계가 있는 이유다.

동일한 칼로리라도 음식의 질은 천지 차이다. 예를 들어 케이크 1조각은 동일한 칼로리의 현미밥과 나물 반찬을 먹었을 때와 몸속에서 전혀 다른 변화가 일어난다. 단당류로 이루어져 흡수가 쉬운 케이크는 상대적으로 살을 더 많이 찌우고, 칼로리가 높기 때문에 많이 먹을 수도 없어서 허기를 빨리 느낀다. 필요한 영양소도 충족할 수 없기 때문에 건강에도 좋지 않다. 또한 같은 칼로리라도 통조림, 라면 등 인스턴트 음식을 가까이하면 영양 불균형은 더욱 심해진다. 예를 들어 붉은색 소시지에는 합성조미료, 방부제 등 수많은 첨가물과 질이 좋지 않은 고기가 들어 있다. 칼로리를 따지더라도 좋지 않은 음식을 먹으면 살은 빠지더라도 건강을 해친다.

또한 칼로리를 계산하는 데도 한계가 있을 수밖에 없다. 사과 1개도 당도나 크기에 따라 칼로리 차이가 날 수 있다. 마찬가지로 똑같은 닭볶음탕도 조리 방법에 따라 칼로리가 천차만별이다. 따라서 칼로리 표는 큰 의미가 없다. 칼로리에 연연하기보다는 체내에서 혈당을 빠르게 높이는 음식인지, 섬유질이나 영양분이 풍부한 음식인지를 따져보아야 한다.

그렇다고 칼로리를 아예 무시하라는 뜻은 아니다. 칼로리를 따지기 전에 다이어트에 도움이 되는 좋은 음식인지를 먼저 따져보아야한다. 하루에 몇 칼로리로 자신의 식단을 제한하지 말자. 좋은 음식을 조금씩 자주 먹는 습관을 들이는 것이 다이어트에 성공하는 지름길이자 정석이라는 점을 명심하자.

GI 올바르게 이해하기

칼로리만 따져서는 안 된다면 무엇을 기준으로 음식을 섭취해야할까? 100점짜리 답은 아니지만, 80점짜리 답안으로 추천할 수 있는 것이 바로 GI$^{Glycemic\ Index}$다. GI는 당지수, 혈당지수, 혈당계수, 당원지수 등으로 표현되는데 결국 같은 말이다. GI는 0~100까지 숫자로 표시하는데, 쉽게 말해 포도당이 인체로 들어와서 혈당을 높이는 속도다. 즉, 포도당 50그램을 먹고 2시간 뒤에 오른 혈당 수치를 100으로 환산하여 나타낸 것이다. GI가 55 이하이면 낮은 편이고, 56~69 정도면 중간이다. GI가 70을 웃돈다면 높은 것이다.

몸속으로 들어간 포도당이 빠르게 혈당을 높인다면 그만큼 인슐린이 과다하게 분비되어 사용하지 않는 당을 지방으로 바꿔 저장하기 때문에 살이 찌기 쉽다. 따라서 칼로리보다 GI를 기준으로 음식을 섭취하는 것이 훨씬 합리적이다. 물론 GI가 낮은 음식을 섭취하면 혈당을 천천히 높이기 때문에 더 좋다. 하지만 여기에도 심각한 오류가 있다. 다음은 GI를 구하는 식이다.

GI = 시료 섭취 후 혈당치 상승 곡선의 면적 ÷ 포도당 섭취 후

혈당치 상승 곡선의 면적 × 100

그러나 이 지수는 면적으로 구하는 것이기 때문에 빨리 상승하고 빨리 떨어지면 면적의 넓이가 줄어들어 GI가 적게 나온다. 예를 들어 탄산음료가 그렇다. 반대로 호박, 감자, 당근 등의 채소는 GI가 높다. GI를 기준으로 호박, 감자, 당근을 먹는 것보다 탄산음료를 마시는 것이 다이어트에 좋다고 생각해서는 안 된다.

살이 더 많이 찌는 탄산음료가 섬유질이 풍부한 채소보다 GI가 낮은 것은 측정 기법에 오류가 있기 때문이다. GI 표에서 눈여겨봐야 할 것은 탄수화물이다. 그중 좋지 않은 것은 정제된 탄수화물로 만든 음식과 당류이다. 채소에 들어 있는 당까지 신경 쓸 필요는 없다.

신맛 나는 과일을 먹자

그렇다면 과일은 어떨까? 과일에는 기본적으로 섬유질이 풍부하게 함유되어 있다. 어떤 음식이 섬유질이 풍부한지를 알 수 있는 가장 쉬운 방법은 몇 번이나 씹어서 먹는지를 살펴보는 것이다. 몇 번 씹지 않아도 금세 삼킬 수 있는 음식은 섬유질이 거의 없는 것이다. 오래 여러 번 씹어서 먹어야 하는 음식들은 상대적으로 섬유질이 풍부하다.

과일에는 보통 섬유질과 수분이 많이 들어 있기 때문에 기본적으로 당분이 한꺼번에 혈액에 흡수되어 빠른 시간 안에 혈당을 높

이지는 않는다. 섬유질이 혈당을 올리는 속도를 현저하게 낮춰주기 때문이다. 하지만 과일을 무작정 많이 먹어서는 안 된다. 과일에도 당이 함유되어 있기 때문에 무한정 많이 먹으면 당연히 살이 찐다. 특히 밥을 먹은 후 이미 혈당이 높은 상태에서 추가로 과일을 먹는 습관은 좋지 않다. 과일로 식사를 대체하는 것도 썩 좋지 않은 식습관이다. 다이어트 중에는 하루 반 개에서 1개 정도의 과일을 먹는 것으로 충분하다.

이왕이면 단맛보다는 신맛이 나는 과일이 낫다. 귤, 수박, 파인애플처럼 달달한 과일보다는 오렌지, 사과처럼 신맛이 나는 과일이 다이어트에 좋다는 것을 명심해야 한다. 같은 귤이라도 신맛보다는 단맛이 강한 귤의 GI가 높다.

조리 방법도 GI에 영향을 미친다

GI를 따져가면서 다이어트를 할 때, 한 가지 고려해야 할 사항이 있다. 바로 '조리 방법'이다. 같은 감자라도 찌기, 튀기기, 굽기에 따라 GI가 달라지기 때문이다. 튀기면 찔 때보다 GI가 낮아지는 경우도 있다. 하지만 튀긴 음식은 기름을 머금고 있기 때문에 찐 음식에 비해 칼로리가 훨씬 높다. 이때는 GI가 낮다고 해서 튀긴 음식을 선택하는 것이 아니라 칼로리까지 고려해야 한다.

칼로리보다는 GI가 더 의미 있는 식이 조절 지표이지만 절대적인 것은 아니다. 음식을 구성하고 있는 탄수화물의 종류, 조리 방법, 칼로리까지 모두 따져보고 다이어트에 좋은 음식을 선택해야 한다.

또한 음식에 포함된 비타민, 미네랄 등의 영양소도 꼼꼼히 따져서 먹어야 한다. 건강을 감안해서 음식을 선택하다 보면 자연스럽게 체중도 빠진다는 점을 명심하자.

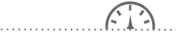

다이어트의 적,
가짜 배고픔

배가 고픈 이유

우리는 배가 고프면 음식을 먹고, 배가 부르면 먹기를 멈춘다. 보통 배가 고프면 속이 허한 느낌이 들고 꼬르륵 소리가 나기도 한다. 그래서 배고픔을 조절하는 곳이 위가 아닐까 착각한다. 하지만 배고픔, 즉 허기를 조절하는 곳은 음식이 들어가는 위가 아니라 '뇌'다. 위가 비어 있거나 음식이 들어오면 다양한 호르몬이 뇌에 신호를 전달한다.

배가 부르면 먹는 것을 중단하는 것도 뇌에서 포만감을 느끼기 때문이다. 포만감 신호가 제대로 전달되지 않으면 위 속에 이미 음식이 꽉 차서 더 이상 들어갈 수 없는데도 계속 먹어댈 것이다. 음식이 체내에 들어가서 소화, 흡수되면 간과 위장, 소장에서 포만감과 관련된 여러 물질들이 분비되어 부교감신경을 통해 뇌로 전달된다. 이때 포만감을 전달하는 호르몬이 렙틴이고, 배고픔을 전달하는 호르몬이 그렐린이다. 렙틴과 함께 관여하는 콜레시스토키닌^{CCK}이라는 호르몬은 음식이 들어왔다는 신호를 뇌로 보내 포만감을 느끼게 함과 동시에 식욕을 억제한다.

오랜 다이어트나 잘못된 식습관으로 인해 식욕과 관련된 호르몬 체계가 무너지면 우리 몸에 심각한 문제가 생긴다. 그중 하나가 식사를 멈춰야 할 때를 인지하는 능력이 떨어지는 것이다. 이미 충분한 양을 먹었는데도 포만감을 느끼지 못하고 계속 먹는 대식증에 시달릴 수 있다. 이를 저항성이 생겼다고 말한다. 식사를 멈추라는 신호가 뇌에 전달되지 않기 때문에 엄청나게 많은 양을 먹는 것이다. 또한 허기와 포만감 신호가 제대로 구분되지 않아 불규칙한 식습관을 가지기 쉽다.

반대로 콜레시스토키닌 호르몬이 지나치게 민감해지면 음식을 조금만 먹어도 포만감을 느껴서 식사를 중단하게 된다. 이 경우 대식증과 반대로 식욕부진증에 시달릴 수 있고, 더 심하면 거식증으로 이어지기도 한다. 이처럼 대식증과 식욕부진증 모두 심각한 건강 문제를 초래한다. 콜레시스토키닌 분비에 문제가 생기면 식욕과 관련된 여러 가지 시스템이 무너지면서 더욱 심각한 증상을 동반한다.

앞서 말한 렙틴과 인슐린도 허기와 포만감 조절에 중요한 역할을 한다. 렙틴은 지방의 축적 상태를, 인슐린은 당질의 공급 상태를 뇌에 전달한다. 체내에 렙틴과 인슐린의 농도가 줄어들면 우리 몸은 에너지 결핍으로 받아들여서 허기는 증가하고 포만감은 억제된다. 신호체계가 무너져 렙틴 저항성 또는 인슐린 저항성이 생기면 허기와 포만감을 제대로 분간할 수 없다.

망가진 신호체계를 회복하라

배가 고플 때, 즉 위가 비어 있고 몸에 영양분이 필요하다는 신호를 보내면 음식을 먹어야 한다. 반대로 배가 부를 때는 음식 먹는 것을 멈추어야 한다. 이러한 신호체계가 망가지면 배가 고픈지 부른지 구분하지 못하고 많은 양을 자주 먹게 된다. 불규칙한 식사가 지속되면 신호체계의 교란은 더 심화되어 건강에 이상이 생길 수도 있다.

콜레시스토키닌을 비롯한 체내 호르몬 체계에 문제가 생기면 어떻게 해야 정상으로 회복할 수 있을까? 신호체계의 이상으로 대식증과 식욕부진증에 걸렸다 하더라도 정상적인 식사를 시작하면 다시 회복된다. 여기에서 정상적인 식사란 규칙적인 시간과 일정한 양을 뜻한다. 이왕이면 비슷한 시간에 비슷한 양을 먹는 것이 좋다. 이유는 간단하다. 몸에서 정해진 시간에 영양분이 들어온다는 것을 인지해야 시스템이 변화하기 때문이다. 불규칙하게 음식이 들어오면 우리 몸은 저장하려고 하는 '수렴' 시스템으로 바뀐다. 반대로 규칙적인 시간에 일정한 양이 들어오면 우리 몸은 저장되어 있는 체지방을 '발산'하는 시스템으로 바뀐다. 살을 빼려면 당연히 '발산' 시스템을 갖추어야 한다.

3개월, 위 용량을 줄이는 시간

일정한 양을 먹는 것도 중요하다. 한 끼는 많이 먹고 한 끼는 적게 먹다 보면 위장의 용량이 많이 먹을 때에 맞춰져 줄어들지 않는다. 위의 용적을 어느 정도 채워야 배고픔이 사라지기 때문에 위의 용량 자체를 늘리는 것은 좋지 않다.

그렇다면 이러한 시스템이 자리 잡기까지 얼마만큼의 시간이 걸릴까? 망가진 신호체계가 정상으로 회복되기까지 최소 3개월이 걸린다. 위의 용량이 줄어드는 데도 최소 3개월이 필요하다. 내 몸의 시스템을 정상으로 되돌리고 싶다면 식이 습관을 3개월 정도 꾸준히 지속해야 한다. 1~2개월 만에 중단하면 시스템은 원래대로 돌아간다.

진짜 배고픔과 포만감을 느끼는 정상적인 신호체계를 회복하는 방법은 결코 어렵지 않다. 하루 세끼를 제시간에 먹는 것만으로도 충분하다. 최소 3개월간 지속하다 보면 어느새 체내 허기 시스템은 정상이 되고, 적절한 섭취로 위의 용적 또한 줄어들어 체중을 감량할 수 있다. 아침을 먹지 않는 습관 때문에 세끼를 모두 챙겨 먹기 힘들다면 차라리 저녁을 굶거나 소식을 한다. 적게는 일주일, 길게는 2주일 정도 지속하다 보면 아침에 식욕이 생길 것이다. 아침에 입맛이 없는 이유는 저녁에 과식을 했거나 야식을 먹었기 때문이다. 저녁 식사량을 조절하는 것만으로도 망가진 신호체계를 충분히 교정할 수 있다. 항상 명심해야 할 점은 때가 되면 배가 고프고, 제때 잘 먹어야 건강하고 살도 빠진다는 것이다.

배고픔은 무조건 참는 것이 답이다?

다이어트를 무조건 굶고 배고픔을 참아야 한다고 생각하는 사람들이 많다. 하지만 이것은 '본능을 거스르는' 행위다. 다이어트 중에 현기증이 날 것 같은 공복감과 극심한 허기를 참으면 행복감과 우쭐함이 솟아오른다고 하는 사람들도 있다. 하지만 분명한 사실은 쫄쫄 굶는 것이 다이어트가 아니라는 점이다. 다이어트는 '제대로 먹는 방법'을 찾아가는 과정이다. 또한 올바른 식이요법을 통해 평생 살이 찌지 않는 체질로 바꿔나가는 것이다.

무조건 정신력으로 식욕을 억누르는 다이어트는 당장 중단하는 것이 좋다. 굶으면 체지방이 아니라 근육이 빠질 뿐 아니라 얼마 지나지 않아 폭식으로 이어지게 마련이다. 본능을 의지로 억누르는 데는 분명 한계가 있다.

진짜 배고픔과 가짜 배고픔을 구분하라

다이어트를 하는 동안 허기를 느끼지 않을 수는 없다. 올바른 양을 올바르게 먹으면 포만감을 느낄 수 없기 때문이다. 하지만 우리가 반드시 구분해야 할 것은 '진짜' 배고픔과 '가짜' 배고픔이다. 진짜 배고픔은 음식물이 몸에 들어온 지 오래되었거나 소화가 되어 허기를 느끼는 것이다. 가짜 배고픔은 실제로 배가 고픈 상태가 아닌데도 뭔가 먹고 싶은 욕구를 느끼는 것이다. 즉, 'hunger(배고픔)'와 'desire to eat(뭔가를 먹고 싶은 욕구)'의 차이다. 진짜 배고픔일 때는 허기를 달랠 좋은 음식을 먹어도 되지만, 가짜 배고픔일 때는 음식을 먹어서는 안 된다. 진짜 배고픔일 때도 먹고, 가짜 배고픔일 때도 헛헛한 마음에 군것질을 한다면 당연히 살은 빠지지 않는다.

살이 찐 사람들은 대부분 불규칙한 식생활로 인해 배고픔을 느끼는 호르몬 체계가 무너져 있다. 생리적 신호와 상관없이 몸에 좋지 않은 음식들을 먹어댔기 때문이다. 이러한 호르몬 체계를 정상으로 되돌리기 위해서는 최소 '3개월'이 필요하며 그 시간은 길수록 좋다. 그러므로 최소 3개월 동안은 무뎌진 몸의 생리적 신호를 되돌리기 위해 노력해야 한다. 우리는 그 기간 동안 진짜 배고픔과 가짜 배고픔을 구분하는 연습을 해야 한다.

진짜 배고픔은 특정한 음식만을 떠올리지 않는다. 야심한 시각, 머릿속에 치킨만을 떠올리며 전단지를 뒤적이는 것은 진짜 배고픔이 아닐 확률이 높다. 진짜 배가 고프다면 방울토마토나 달걀이라도 먹고 싶어야 한다. 오직 치킨 생각뿐이라면 심리적인 허기에서 오는 가짜 배고픔일 가능성이 크다. 그럴 때는 무조건 참아야 한다. 치킨 생각을 지우고 잠자리에 드는 것이 최선이다.

몸의 신호를 이해하라

현대사회에서 먹고 싶은 욕구는 스트레스 때문인 경우가 많다. 스트레스로 인해 가짜 배고픔이 조금 더 빈번하고 강하게 느껴질 수 있다. 이것은 몸이 진짜 필요로 해서 보내는 자극이 아니다. 이처럼 스트레스에서 비롯된 정신적 허기가 식사로 연결되어서는 안 된다. 몸의 정상적인 생리 신호와는 상반되는 신호는 따르지 않는 것이 좋다.

배가 고플 때는 물을 한 잔 쭉 들이켜보자. 또는 배고픔을 잊기 위해 10분 정도 산책을 해보자. 그래도 계속 배가 고프다면 진짜 배고픔이라고 할 수 있다. 하지만 20분 이내에 배고픔이 사라졌다면 정신적인 허기일 가능성이 높다. 또한 식사를 한 지 3시간이 지나지 않았는데도 배가 고프다면 심리적인 허기일 수 있다. 식사를 한 지 어느 정도 시간이 흘렀을 때 배고픔을 느낀다면 음식을 먹어도 된다. 허기를 너무 오래 참는 것도 좋지 않다. 금식은 폭식으로 이어지기 때문이다. 진짜 배고픔을 느낄 때 식사를 하기 어려운 상황이라면 방울토마토나 저지방 우유 등으로 허기를 달래는 것이 좋다. 식사 시간이 너무 늦춰지거나 달라지는 것도 좋지 않다는 것을 항상 명심해야 한다. 우리 몸의 신호를 적절하게 이해하고 대응하는 것이 좋은 식습관을 위한 첫걸음이다.

물만 마셔도 살쪄요,
진짜요!

물만 마셔도 살찌는 사람들의 은밀한 비밀

똑같은 음식을 똑같은 양으로 먹었는데도 살이 더 찌는 사람이 있다. 체내에 저장되는 체지방의 크기가 다르기 때문이다. 이른바 '살이 잘 찌는 체질'이 있는 것이다. 이런 사람들은 조금 과장해서 물만 마셔도 살이 찐다고 한다.

살이 잘 찌는 체질은 분명 있다. 살이 잘 찌는 '체질'은 유전과 관련이 있다. 안타깝게도 유전적 체질은 바꾸기 어렵다.

하지만 살이 찌는 체질을 타고났다 하더라도 후천적인 노력으로 얼마든지 비만을 피할 수 있다. 살이 찌는 체질을 타고난 사람은 보통 사람들과 '똑같이' 먹으면 더 찌기 때문에 '다르게' 먹어야 한다. 몸의 혈당을 급격하게 올렸다가 떨어뜨리는 음식 위주로 식단을 구성하면 체중의 증가는 가속화될 수밖에 없다. 식단과 운동 모두 중요하지만, 살이 찌는 체질은 무엇보다 건강한 식단이 중요하다.

그렇다면 정말 '물'만 먹어도 살이 찔까. 그렇지는 않다. 물은 칼로리가 없기 때문에 우리 몸에서 지방으로 전환될 수 없다. 다만 물을 많이 마시면 몸이 불어난 것처럼 느낄 수 있다. 이것은 살이 찌는 것이 아니라 몸이 붓는 것이다. 부종은 우리 몸에 수분이 필요 이상으로 축적된 상태를 말한다. 겉으로는 살이 찐 것처럼 보일 수 있지만 실제로 지방이 늘어난 것은 아니다.

부종은 원인을 찾아내서 치료하면 가라앉는다. 하지만 지방은 오로지 체중 감량을 통해서만 제거될 수 있다. 그렇기 때문에 살을 빼기 위해 물을 적게 마시는 것은 아주 어리석은 행동이다. 오히려 체지방이 잘 분해되려면 수분 섭취가 필수적이다. 물을 많이 마셔야 오히려 살이 빠진다.

물, 제대로 알고 마시자

물은 건강에도 좋을 뿐 아니라 특히 다이어트에 아주 좋다. 물은 허기 신호를 누르는 탁월한 효과가 있기 때문이다. 물이 들어가면 포만감을 주는 팽창 수용체가 활성화되므로 배고플 때 물을 마시면 과식을 피할 수 있다. 또한 심리적인 허기를 배고픔이라고 착각할 때 물 한잔으로 달랠 수 있다. 또한 물을 마시면 체내에 흡수되어 신장을 거쳐 오줌으로 배출되기까지 물질대사가 일어난다. 이러한 대사가 일어나는 과정에서 칼로리가 소모된다. 그렇다면 물을 얼마나 어떻게 마셔야 할까.

물의 효능

물은 하루 종일 수시로 마시는 것이 좋다. 특히 공복에 마시는 물 한잔이 보약이다. 아침에 일어나자마자 빈속에 차가운 물을 한잔 마시자. 따뜻한 물보다는 차가운 물이 몸에 더 잘 흡수된다. 공복에 물을 한잔 마시면 첫째, 위장관을 깨워주어 아침 식사가 더 잘 소화되고 배변도 원활하게 도와준다. 또한 소장의 수분을 유지하여 체내 수분 균형을 맞추는 데도 큰 도움이 된다. 이러한 수분 균형을 맞추기 위해 화장실을 자주 가게 됨으로써 담음 등의 체내 독소 배출을 돕는다.

두 번째로 위장 장애와 속쓰림이 개선된다. 아침 공복에 마시는 물은 식도로 역류한 위산을 씻어내고, 치아에 붙은 산도 제거한다. 따라서 위장 장애가 있는 사람일수록 공복에 마시는 물 한잔이 중요하다.

셋째로 신진대사율을 높인다. 연구 결과에 따르면 공복에 물을 마실 경우 신진대사율이 무려 30퍼센트 가까이 올라간다고 한다. 아침 일찍 마신 물은 체내 원활한 대사를 돕고, 에너지를 효율적으로 소비하도록 도와주기 때문에 다이어트에도 매우 좋다. 또 아침에 마시는 물은 소변에 포함되어 신장결석을 일으킬 수 있는 물질을 희석하는 효과가 있다.

물, 얼마나 마셔야 할까?

식전에 물 한잔을 마시는 것도 같은 맥락에서 도움이 된다. 그러나 식사 중이나 식후에 물을 많이 마시는 것은 좋지 않다. 소화액을 희석하여 오히려 소화 장애를 유발할 수 있기 때문이다. 포만감을 주기 위해 식사 중간에 물을 많이 마시는 사람들도 있는데, 앞으로는 식사 전에 물을 마실 것을 권장한다. 음식이 들어가면서 위장 반사에 의해 소화액이 분비되므로 공복에 마시는 물은 비교적 소화액의 희석에 영향을 덜 준다.

밤에 화장실을 자주 간다고 해서 저녁 식사 이후에는 물을 마시지 않는 사람이 있다. 물론, 저녁에 이뇨작용을 촉진하는 녹차나 커피를 마시면 당연히 화장실에 자주 갈 수밖에 없다. 또한 항이뇨호르몬[ADH]을 강하게 억제하는 술을 많이 마셔도 마찬가지로 야간에 화장실을 자주 간다. 하지만 잠들기 직전이 아닌 저녁에 음료나 술이 아닌 생수를 마시는 것은 크게 문제없다. 따라서 저녁 식사 이후에는 아예 물을 마시지 않는 것은 잘못된 습관이다.

운동 전후에 수분을 보충해주는 것도 원활한 신진대사에 좋다. 땀을 많이 흘릴 경우 염분 공급을 위해 이온음료를 마시는 것도 좋다. 운동을 하고 이온음료만 마시는 것보다는 이온음료와 생수를 절반씩 희석해서 마시는 것도 하나의 방법이다.

매일 생수 8잔 이상 마시자. 500밀리짜리 병으로 마시면 양을 체크하기 쉽다. 하루에 500밀리짜리 4병 정도 마시면 된다. 물 마시는 양을 체크하고 물 마실 시간까지 알려주는 애플리케이션도 있다.

아침에 일어나자마자 첫 잔을 마시고 2시간 간격으로 알림을 설정해 놓으면 적당하다.

다이어트를 한 때 물을 많이 마시는 것은 절대 법칙이자 필살기다. 아무리 노력해도 체중이 줄어들지 않는다면 앞서 말한 원칙에 맞춰서 물을 제대로 마시고 있는지 체크해보자. 멈춰 있던 체중이 움직일 것이다.

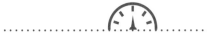

포만감을
이용하라

밥을 천천히 먹어야 하는 이유

혼히 '얼마만큼' 먹는지가 중요하다고 생각하지만 실제로 전문가들은 '어떻게' 먹는지가 더 중요하다고 말한다. 정말 많이 먹어서 살이 찌는 사람도 있지만, 보통 정도로 먹는데도 살이 찌는 사람들이 있다. '비만'의 원인에는 여러 가지 있겠지만 중요한 것 중 하나가 바로 '식습관'이다. 비만인 사람들은 대부분 급하게 식사를 한다. 살이 찐 사람 중에 천천히 식사를 하는 사람들은 거의 없다.

식사, 양보다 시간이다

앞에서도 말했듯이 허기와 포만감과 관련된 호르몬 신호체계가 정상적으로 작동하는 사람들은 배가 고플 때 밥을 먹고 배가 부를 때 식사를 멈춘다. 그러나 '포만감'이라는 것은 음식이 입에 들어가자마자 생기는 것이 아니다. 음식이 입을 통해 위로 전달되어 위강을 자극하고 여러 포만감과 관련된 호르몬이 분비되어 뇌로 전달되기까지 시간이 걸린다. 음식을 급하게 먹는 경우 미처 포만감을 느끼기도 전에 필요 이상의 음식을 먹게 된다. 따라서 음식을 급하게 먹을수록 더 많이 먹고 살이 더 잘 찌는 것이다.

음식물이 위벽을 자극하고 여러 소화 효소가 나오면서 포만감과 관련된 신호가 뇌로 전달되기까지 20분 정도의 시간이 걸린다. 그러므로 적어도 '20분' 이상 천천히 식사를 하는 것이 좋다. 식사를 시작한 지 20분이 되기 전에는 배부른 느낌이 들지 않는다. 하지만 배가 부르지 않다고 해서 적게 먹은 것은 아니다. 단지 포만감 신호가 전달될 만큼 시간이 흐르지 않았을 뿐이다.

식사할 때 중요한 것은 '양'이 아니라 '시간'이다. 어느 정도 먹고 나서 20분이 지나면 어느새 배고픔이 멈춘다. 이러한 원리로 포만감이 들기 전에 급하게 많이 먹는 것이 아니라 정해진 양을 20분 넘게 천천히 먹는 것이 중요하다. 처음에 너무 많이 먹으면 뒤늦게 찾아온 포만감 때문에 힘들 수 있다. 맛있는 음식을 먹고도 토할 것 같은 불쾌한 기분이 드는 것이다. 20분을 기다려 천천히 먹는다면 음식도 맛있게 먹고 기분 좋게 살도 뺄 수 있다.

20분 이상, 한 번에 30회

그러나 하루아침에 식습관을 바꾸기는 쉽지 않다. 왜냐하면 식습관은 전 생애에 걸쳐 형성된 그 사람의 성격과도 같기 때문이다. 다른 사람에 비해 급하게 먹는 편이라면 식기를 바꾸는 것도 하나의 방법이다. 첫째 수저를 티스푼으로 바꾼다. 한 숟갈에 많이 뜨면 아무래도 천천히 먹기 어렵다. 작은 수저를 사용하면 급하게 먹거나 한꺼번에 많은 양을 먹지 않게 된다. 밥그릇이나 국그릇을 작은 용량으로 바꾸는 것도 효과적이다.

또 한 가지 방법은 음식을 오래 씹는 것이다. 30회 이상 꼭꼭 씹어 먹으면 소화에도 좋다. 급하게 먹는 사람들은 대부분 제대로 씹지도 않고 넘긴다. 젊을 때는 소화력이 좋으니 몸에 큰 무리가 가지 않는다. 하지만 소화력이 조금만 약해져도 이런 식습관은 위에 큰 부담을 준다. 음식을 최소 20회 이상 씹어서 삼키는 습관을 들이면 건강에도 좋고 다이어트에도 도움이 된다.

마지막으로 시계를 옆에 두고 정해진 시간 동안 식사를 하는 것이다. 최소 20분 동안은 식사에 집중한다. 절반 이상 먹었는데 5분밖에 지나지 않았다면 속도를 늦춘다. 또한 식사를 하면서 책을 읽는다든지 텔레비전이나 스마트폰을 보는 습관은 좋지 않다. 다른 것에 집중하다 보면 자기도 모르게 먹는 속도가 빨라지기 때문이다. 식사를 할 때는 오직 먹는 데만 집중해야 한다.

'맛있게 먹으면 0칼로리'라는 말이 있다. 여기에 빗대어 이렇게 말하고 싶다. '천천히 먹으면 0칼로리'. 전채부터 본식, 디저트까지 2시간 동안 천천히 식사를 하는 프랑스인들은 비만이 거의 없다. 천천히 먹는 습관만으로도 몸무게의 5퍼센트까지 감량할 수 있다.

간식은 100칼로리 이내로

체중 감량을 할 때 가장 나쁜 습관은 한 번에 몰아서 먹는 것이다. 얼마 전까지는 1일 1식의 장점이나 효과에 대한 서적이 많이 나오기도 했다. 1일 1식을 하면 우리 몸은 들어오는 음식을 저장하려는 시스템으로 바뀐다. 따라서 1일 3식을 지키면서 중간 중간 허기질 때 적절한 간식을 먹는 것이 훨씬 더 효과적이다.

끼니 사이의 시간이 너무 길어지면 간식을 먹는 것이 좋다. 너무 허기지면 다음 끼니에서 과식할 수 있기 때문이다. 간식은 식욕이 과도하게 오르는 것을 방지한다. 이때 먹는 간식은 다이어트를 방해하는 장애물이 아니라 오히려 규칙적인 신호체계를 형성하기 위한 디딤돌이 된다. 적절한 타이밍에 적절한 간식을 먹어야 하는데, 어떤 것이 가장 좋을까?

일단 간식은 칼로리를 잘 따져보아야 한다. 식사에서는 굳이 칼로리를 따질 필요 없지만, 간식은 칼로리를 염두에 두고 먹는 것이 좋다. 자칫 식사 때 먹을 칼로리를 간식으로 미리 채워버릴 수가 있기 때문이다. 우선 인스턴트나 가공된 식품은 먹지 않는다. 칼로리가 낮은 식품이라도 지방은 적게 들어 있지만 맛을 위해 설탕이나 소금 등의 첨가물이 많이 들어 있다. 이러한 음식들은 다이어트에 결코 효과적이지 않다. 저지방 요구르트나 치즈 등은 지방이 적더라도 칼로리가 높기 때문에 간식으로 적절하지 않다.

간식으로는 칼로리가 적고 에너지 밀도가 낮은 음식이 좋다. 대표적으로 오이나 토마토 등을 들 수 있다. 특히 방울토마토는 들고 다니기 편하고 딱 허기진 만큼 나눠서 먹기 좋다. 과일에 포함된 당분도 많이 섭취하면 혈당이 높아지고 살이 찐다. 사과는 1개에 평균 150칼로리, 귤은 보통 1개당 30~40칼로리, 오렌지는 1개당 65칼로리, 딸기는 100그램에 27칼로리, 토마토는 100그램에 22칼로리다. 100칼로리 내외로 먹는 것이 적당하다.

다이어트 기간에는 아예 간식을 먹지 말아야 하는 것은 아니다. 배고플 때 먹을 음식을 미리 정해 놓는 것이 훨씬 큰 도움이 된다. 다이어트 중 간식거리를 준비해 두지 않으면 빵이나 떡, 과자 등 손이 가기 쉬운 것들을 찾게 된다. 배가 고플 때 물 한잔을 마시고 진짜 배고픔인지 가짜 배고픔인지 구분한 다음 진짜 배고픔일 경우 적절하게 간식을 섭취하는 것이 좋다.

다이어트는 무조건 참아야 하는 것이 아니다. 정확한 방법을 알면 의지력이 없는 사람도 살을 뺄 수 있다. 본능인 배고픔을 극도로 억눌러가면서 체중을 감량하는 것은 좋은 방법이 아니다. 잘 먹고 잘 빼자. 배고픔을 억지로 참지 않아도 살이 저절로 빠지는 놀라운 경험을 하게 될 것이다.

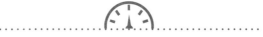

운동, 필수일까?
선택일까?

다이어트 초창기, 운동하지 마라

"첫째, 운동을 하지 않아야 합니다." 이렇게 말하면 사람들은 어김없이 눈을 동그랗게 뜨고 되묻는다. "왜 운동을 하지 않아야 하나요?" 그럼 다시 한번 강조한다. "운동을 하지 않아야 살이 빠집니다." 운동이 건강에 좋은 것은 사실이지만 다이어트에 유익하지 않다는 것을 아는 사람들은 거의 없다. 다이어트를 할 때 운동은 금물이다. 특히 초창기에는.

다이어트는 어렵고 복잡해 보여도 지극히 간단한 원리다. 먹은 양보다 소비하는 양이 많으면 된다. 다이어트를 시작하는 사람들은 첫째 먹는 양을 줄이고, 둘째 활동량을 늘리기 위해 운동을 한다. 물론 이론적으로 맞는 말이다. 헬스장에는 살을 빼려고 운동을 하는 여성들로 붐빈다. 그런데 그들이 1년째 헬스장을 다니고 있지는 않은가. 그동안 과연 그들은 살이 빠졌는가. 그렇지 않은 경우가 더 많을 것이다.

운동으로 체중을 감량한다는 착각

운동만으로 체중을 감량한다면 얼마나 빠질까. 보통 살 1그램은 7칼로리에 해당한다. 하루에 1시간 운동하면 평균적으로 300칼로리를 소모할 수 있다. 그렇다면 하루에 소모되는 살은 약 43그램이다. 한 달 내내 운동을 열심히 한다면 약 1.3킬로그램 감량된다. 한 달 동안 하루도 쉬지 않고 운동을 해서 1.3킬로그램 정도 빠진다면 만족하겠는가? 한 달에 4~5킬로그램을 빼려면 매일 3~4시간은 운동해야 할 것이다. 그렇게 할 수 있겠는가? 전문 운동인을 제외하고는 이만큼의 운동량을 소화할 수 있는 사람은 없다.

살이 안 빠지는 이유는 운동을 하지 않아서가 아니라 많이 먹기 때문이다. 많이 먹어서 찐 살은 운동으로 빼기에 역부족이다. 일단 먹는 양을 줄여야 한다. 물론 적게 먹고 운동을 많이 하면 좋겠지만 우리 몸은 그렇게 단순하지 않다.

다이어트를 하는 동안 운동을 금지하는 이유는 다음과 같다. 운동을 하면 실제 '운동량'에 비해 더 많이 먹게 되기 때문이다. 운동은 심리적인 성취감이 매우 크다. 운동을 하고 난 후에 '이렇게 열심히 했는데 이 정도는 먹어도 괜찮겠지', '이것만 먹고 이따가 열심히 운동하면 되겠지'라고 생각하는 것이다. 체중이 50킬로그램인 사람이

1시간 동안 언덕을 오르면 약 210칼로리가 소비된다. 그렇다면 과자 한 봉지의 칼로리는 어떨까? 보통 300~500칼로리는 된다. 1시간 동안 열심히 운동하고 나서 보상 심리로 과자 한 봉지를 먹는다고 생각해보자. 저녁도 굶고 열심히 운동했건만, 단 한순간에 소비한 칼로리 이상을 흡입하는 것이다. 운동이 되레 살을 찌우는 경우다.

그렇다면 운동을 하고 나서 과자나 간식류를 먹지 않으면 된다고 생각할 것이다. 하지만 의지를 넘어서는 것이 바로 본능이다. 운동 강도가 세질수록 우리 몸은 더 많은 에너지를 필요로 한다. 칼로리 소모가 큰 수영을 하고 나면 몹시 허기진다. 수영 후에 컵라면 한 그릇을 먹는 것은 의지가 약해서가 아니라 칼로리 소모를 보상받고 싶은 본능 때문이다.

더구나 몹시 허기진 상태에서 먹으면 평소보다 과식하기 쉽다. 물론 매번 운동할 때마다 그렇게 먹지는 않을 것이다. 하지만 5번을 운동하더라도 1번을 과식하면 다이어트는 아무 소용이 없다.

특히 다이어트 초반에는 욕심이 앞서게 마련이다. 빨리 살을 빼려고 자신의 한도를 넘어서서 운동하다 보면 그만큼 무너지기도 쉽다. 몇 번 허기를 이기지 못하고 고칼로리 음식을 먹다가 야심차게 시작했던 다이어트를 끝내는 사람들이 많다. 아마 운동을 하지 않았다면 결과가 달라졌을 것이다.

운동할수록 더 찌는 원리
그렇다면 다이어트를 하는 내내 운동을 해서는 안 되는 것일까?

많은 저명한 학자들이 운동의 장점과 필요성에 관한 논문을 쏟아내고 있다. 건강한 몸을 유지하기 위해서는 반드시 운동을 해야 한다는 것은 부정할 수 없는 사실이다. 운동은 치매, 심혈관 질환, 목·허리 통증 등 각종 질환의 예방 또는 치료에 도움이 된다. 운동의 목적은 단순히 칼로리를 소모하여 살을 빼는 것이 아니다. 운동은 스트레스 호르몬인 코르티솔의 수치를 낮추고 인슐린 저항성과 렙틴 저항성의 회복에 도움이 된다.

그러나 다이어트를 할 때는 어느 정도 체중을 감량한 다음에 운동을 시작해도 충분하다. 살이 찐 상태에서 다짜고짜 운동하면 오히려 몸에 무리가 갈 수 있다. 적어도 본인 체중의 10~15퍼센트 정도를 감량한 이후 또는 BMI가 27 이하로 떨어진 이후에 운동을 시작하는 것이 좋다. 몸을 움직이는 것조차 관절이나 인대에 무리가 가는 상황에서 운동까지 한다면 살은 빼더라도 몸이 망가지는 딜레마에 봉착하게 된다. 조금만 여유를 가지고 기다려라. 운동을 하지 않아도 살은 빠진다.

식이요법이 먼저냐, 운동이 먼저냐

다이어트 관련 진료를 받고자 병원을 찾는 사람들은 이미 어느 정도 자신만의 계획을 세워둔 상태이다. 한 가지 공통된 계획이 있는데, 바로 성공 의지를 불태우며 운동과 식이요법을 병행하겠다고 선언하는 것이다.

스스로 병원을 찾아와서 불타오르는 눈빛으로 다이어트 프로그램을 진행하겠다고 하는 사람들은 이미 헬스장에 가서 몇 달치 회원권을 결제했거나 병원 상담을 마치자마자 근처 헬스장에 갈 예정이다.

우리는 그런 사람들에게 말한다. "운동과 식이요법을 병행하면 실패할 가능성이 큽니다." 물론 2가지를 병행해서 성공할 수도 있지만, 성공 확률을 높이려면 운동과 식이요법을 병행하지 않는 것이 좋다.

현실적으로 생각하라

최선을 다해 식이 조절을 함과 동시에 열심히 운동까지 병행한다면 당연히 체중 감량에 효과적이겠지만 현실적인 측면을 간과해서는 안 된다.

다이어트 초기에 운동을 함으로써 받는 정신적 스트레스와 육체적 스트레스가 체중 감량에 큰 도움이 되지 않고 오히려 식이 조절을 방해하는 가장 큰 원인이 된다. 우리의 의지력은 무한대가 아니다. 한정된 의지력을 식이 조절에 집중하느냐 못하느냐가 다이어트 성공에 큰 변수가 될 수 있다. 또한 과체중의 환자가 무리하게 운동을 할 경우 하루 이틀 만에 무릎 통증으로 일상생활조차 힘들어져서 결국 며칠 만에 다이어트를 포기하는 경우도 있다.

다이어트를 할 경우 반드시 운동을 해야 한다는 생각은 틀린 것이다. 물론 멋진 몸매를 위해 어느 정도 운동이 필요하지만 체중 감량이 목표라면 식이 조절이 운동보다 100배 더 중요하다.

그렇다고 운동의 역할을 무시하는 것은 아니다. 우선 식이 조절로 원하는 만큼 체중을 줄인 다음 가벼워진 몸으로 운동을 하는 것이 훨씬 효율적이다. 운동으로 근육을 키워 기초대사량을 늘리고 칼로리를 소모해야 살이 더 잘 빠지는 것 아니냐고 생각할 수 있다. 물론 운동을 하면 칼로리가 소모되어 어느 정도 체중이 감량될 수도 있다. 운동을 하고 나서 아무것도 먹지 않을 경우에 말이다.

예를 들어 60킬로그램을 유지하고 있는(평소에 먹고 소모하는 칼로리가 평형을 이루는 상태) 남성이 1만 보를 걸었을 때는 300칼로리가 소모된다. 지방 1그램은 9칼로리의 열량을 내지만 지방 1킬로그램을 태우려면 8천 칼로리를 소모해야 한다. 한 달에 1킬로그램을 감량하려면 하루에 운동으로 266칼로리가 소모되어야 하고, 약 8천 보를 걸어야 한다. 한 달에 5킬로그램 감량이 목표라면 매일 4만 보를 걸어야 한다. 그러면서 먹는 양은 똑같아야 하는데, 매일 4만 보를 걸으면서 음식을 더 많이 먹지 않기란 정말 힘든 일이다.

성인 남성 권장 칼로리가 2500칼로리이다. 식이 조절을 통해 하루에 먹는 양을 1300칼로리 줄여서 1200칼로리를 섭취하면 한 달에 5킬로그램을 감량할 수 있다.

하루에 5시간 이상 운동하지 않는 한 오로지 운동만으로 살을 빼기는 불가능하다. 게다가 조금이라도 먹는 양을 늘릴 경우 5만 보를 걸어야 목표한 만큼 살을 뺄 수 있다.

선택과 집중, 답은 식이 조절

결혼을 앞두고 다이어트를 계획한 김철수 씨(36세, 남성)는 먹는 양은 줄이지 못하고 운동만으로 실을 빼기로 마음먹었다. 그는 평소 성인 남성 하루 권장량인 2500칼로리를 섭취하고 있다. 60킬로그램인 남성의 기초대사량은 1440칼로리, 직장에서의 활동 대사량은 288칼로리로 하루 소비되는 칼로리는 1728칼로리다.

이제 남은 772칼로리는 근육량을 늘리고 기초대사량 증가를 통해 감량해야 한다. 근육의 종류마다 다르지만 칼로리 소모량이 1킬로그램에 대략 13~20칼로리가 소모된다. 근육 1킬로그램당 15칼로리를 소모한다고 가정하면 계산하기 편하다. 근육으로 대체해야 할 지방이 소모하는 열량은 약 4.5칼로리 정도다. 근육량이 증가한 만큼 지방량이 감소했다면 근육 1킬로그램이 생김으로써 10.5칼로리의 기초대사량이 확보된다. 5킬로그램이 근육으로 전환되었을 때는 52.5칼로리, 10킬로그램이 전환되었을 때는 105칼로리가 확보된다. 근육량을 10킬로그램이나 늘렸는데 아직도 667칼로리가 남았다.

여기까지만 봐도 근육량을 아무리 늘려도 기초대사량이 늘어나는 양은 생각보다 적다는 것을 알 수 있다. 또한 근육량이 늘어도 운동과 식이 조절은 꾸준히 해야 체중 감량을 할 수 있고, 그렇지 않으면 거울 속의 나는 근육돼지가 되어 있을 것이다. 근육량을 10킬로그램이나 늘렸는데 음료수 한 개만큼도 칼로리가 소모되지 못한다면 그 노력을 다른 데 쓰는 것이 낫지 않을까. 근육량을 늘려 기초대사량만으로 운동과 식이 조절도 하지 않고 몸을 만들기는 쉽지 않다.

근육 10킬로그램을 늘려서 단지 105칼로리의 기초대사량을 늘리려면 얼마나 시간이 오래 걸릴지, 그 과정에서 정신적 육체적 고통이 얼마나 심할지는 더 이상 언급하지 않아도 될 것이다. 운동만을 고집하던 김철수 씨는 병원 프로그램에 따라 식이 조절을 통해 체중 감량에 성공하고 멋진 모습으로 결혼식장에 등장했다.

헬스 트레이너, 필라테스, 요가 강사라 할지라도 운동만으로 살을 빼기는 힘들다. 다이어트에도 선택과 집중이 필요하다. 체중 감량이 목표라면 운동을 잠시 접고 일단 식이 조절에 집중해야 한다.

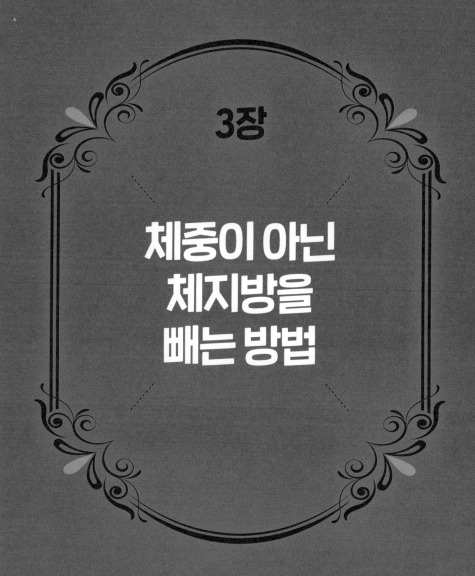

3장

체중이 아닌
체지방을
빼는 방법

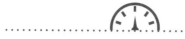

나의 목표 몸무게는
어떻게 정할까?

목표 체중 45킬로그램?

여자들이 무덤까지 가져가고 싶은 비밀은 통장 잔고도, 학창 시절 성적표도 아니다. 그것은 바로 몸무게다. 체중계에 올라갔다 내려오는 여성 중에 자신의 체중에 만족하는 사람을 거의 본 적이 없다. 분명 지난주보다 몸무게가 줄었는데도 이렇게 한마디 덧붙인다. "집에서 쟀을 때는 이것보다 적게 나왔는데……, 그새 쪘나?" 여자들은 체중계 앞에서 한없이 작아진다. 1킬로그램, 아니 500그램, 그것도 아니면 다문 100그램이라도 줄이려고 체중계에 올라가기 전에는 물도 안 마시고 숨까지 참는다.

사람들은 몸무게를 '나의 체형'을 나타내는 절대적인 수치라고 생각한다. 하지만 전문가의 입장에서 말하건대 절대 그렇지 않다. 몸무게는 지극히 상대적인 수치일 뿐이다. 우리는 똑같은 55킬로그램이라도 어떤 사람에게는 체중을 감량하라고 말하고, 또 다른 사람에게는 지금이 딱 좋다고 말한다. 성별에 따라, 신장에 따라 다르기 때문이다. 또 같은 성별에 같은 키라도 몸무게가 다이어트를 결정하는 일순위는 아니다.

그러므로 당신의 목표는 45킬로그램이 아니다. 다이어트 목표를 몸무게로 잡아서는 안 된다는 말이다. 더구나 45킬로그램은 일반적인 여성의 목표 체중으로 삼기에는 너무 비현실적이다. 그런데도 텔레비전에 나와서 몸매를 뽐내는 아이돌이나 여배우들의 몸무게는 대부분 45킬로그램이다. 아무리 작아 보이는 남자 연예인도 프로필 신장이 170센티미터 이하로 내려가지 않듯이 여자 연예인들의 몸무게 또한 49킬로그램을 넘어가지 않는다.

그러나 40킬로그램대는 날씬한 몸매를 나타내는 절대적인 수치가 결코 아니다. 키와 몸무게는 어느 정도 비례해야 한다. 49킬로그램이라도 뚱뚱할 수 있고 60킬로그램이어도 날씬해 보일 수 있다. 자신의 몸무게가 60킬로그램이라고 말한 171센티미터 키의 여성 트레이너 서유진 씨는 군살 없는 완벽한 몸매를 자랑한다. 연예인들의 가짜 몸무게에 속아서 목표 체중을 지나치게 낮게 잡고 자신을 채찍질할 필요는 없다.

표준 체중 구하기

그렇다면 나의 목표 체중은 얼마로 정해야 할까? 키(cm)에서 100

을 뺀 수치에 0.9를 곱하면 된다. 예를 들어 키가 160센티미터인 사람의 표준 체중은 54킬로그램이다. 그럼 이 사람의 목표 체중도 54킬로그램으로 잡아야 할까? 그렇지 않다. 일단 성별에 따라 다르다. 남자는 0.9, 여자는 0.85를 곱하는 방법으로 조정한다. 또한 나이에 따라서도 목표 체중은 달라져야 한다.

지금까지 말한 체중은 신진대사가 가장 활발한 '20세 기준'이다. 20세보다 어리다면 종전과 같은 방법으로 목표 체중을 설정하는 것이 맞다. 그러나 20세 이상부터는 한 살당 0.2씩 더해야 한다. 예를 들어 27세라면 표준 체중에 0.2×7인 1.4킬로그램을 더해야 한다. 즉, 30세의 목표 체중은 20세보다 2킬로그램 더 높게 책정되어야 할 것이다. 또한 타고난 체격에 따라서 목표 체중의 -10퍼센트(골격이 작은 경우)와 +10퍼센트(골격이 큰 경우)를 고려해야 한다.

같은 키, 같은 몸무게, 그러나 다른 몸매

키, 성별, 체격을 알면 목표 체중을 정확하게 설정할 수 있을까? 그렇지는 않다. 안타깝게도 다이어트는 그렇게 간단한 문제가 아니다. 앞서 말한 조건이 모두 같다 해도 몸의 형태는 제각각이다. 같은 몸무게라도 근육과 지방의 분포 비율과 부피가 다르기 때문이다. 이것을 기준으로 근육형, 체지방형으로 나눈다. 지방의 부피가 근육보다 1.3배 더 많기 때문에 같은 1킬로그램이라도 근육이 많은 사람과 체지방이 많은 사람의 체형은 다를 수밖에 없다. 반대로 말하면 같은 1킬로그램을 빼더라도 근육보다 체지방을 감량해야 훨썬 효과적이라는 것이다.

남자는 체지방률이 15~18퍼센트, 여자는 20~25퍼센트이다. 일반적으로 남자는 25퍼센트 이상, 여자는 30퍼센트 이상일 경우 비만으로 간주하고 다이어트를 해야 한다. 이러한 체지방률은 체성분분석기로 측정 가능하다. 매번 병원에 가서 측정할 수 없다면 체중의 변화와 더불어 몸 사이즈의 변화를 스스로 체크한다. 이때 살짝 작다 싶은 옷을 입어보는 방법이 있다. 근육과 체수분보다 체지방이 줄어들었을 때 느끼는 변화가 더 크기 때문이다. 일주일 단위로 거울 앞에 서서 같은 옷과 같은 포즈로 전신 사진을 찍어서 비교해보는 것도 하나의 방법이다.

제대로 알고 보자, 체성분표

몸무게가 같다 하더라도 키가 170센티미터인 사람과 150센티미터인 사람의 몸매가 어떻게 다를지는 굳이 설명하지 않아도 될 것이다. 그렇다면 키와 몸무게가 똑같이 160센티미터에 60킬로그램이라면 체형이 비슷할까? 그렇지 않다. 남자보다 여자가 더 통통해보인다. 보통 여자들의 체지방 비율이 더 높기 때문이다. 그렇다면 똑같은 키, 똑같은 몸무게에 성별도 같다면 체형도 같을까? 이것 역시 그렇지 않다. 몸속 근육량과 체지방량에 따라 체형은 완전히 달라진다. 몸속 구성은 '체중의 변화'로는 알 수 없다.

내 몸의 근육량과 체지방량을 알아보는 가장 쉬운 방법은 인바디 같은 체성분 측정기를 이용하는 것이다. 정확히 말하면 생체저항전기분석법[BIA, Bioelectric Impedance Analysis]이다. 체성분 측정기는 다리와 팔에 미세한 전류를 통과시켜서 체내 저항값을 측정하는 원리다. 체지방과 피부는 근육이나 혈액에 비해 수분 함량이 적어서 전기 전도성이 약하다. 즉, 체내 저항값이 크다. 이러한 차이를 분석해서 신체 내 수분량을 통해 체지방량을 측정하는 것이다. 100퍼센트 정확하지는 않지만 매우 간편하고 충분히 유의성 있는 검사다. 물론 오차도 있을 수 있다. 체내 1일 수분량은 시간대별로 변화가 심하기 때문이다. 인바디 측정 시 인체에 발생하는 전류는 무해하다. 체성분의 측정 오차를 최대한 줄이기 위해서는 아침에 일어나서 화장실에 다녀온 후에 재는 것이 가장 좋다.

인바디 검사 시 주의점

인바디 검사 시 유의할 사항은 다음과 같다.

- 식사 전 공복 상태에서 측정한다. 적어도 식사하고 2시간 후에 측정하는 것이 좋다. 음식물은 체중에 영향을 주며 체지방과 근육량에도 오차가 발생할 수 있다.
- 화장실에 다녀온 후 측정한다. 소변이나 대변으로도 오차가 발생할 수 있고 체중에도 영향을 미친다.
- 운동하기 전에 측정한다. 격한 운동이나 움직임은 체성분을 일시적으로 교란할 수 있다.

- 측정 전에 약 5분간 서 있다가 측정한다. 오래 누워 있거나 앉아 있다가 체성분을 측정하면 체수분이 하체 쪽으로 움직여서 영향을 미칠 수 있다.

- 사우나 혹은 목욕하기 전에 측정한다. 땀을 많이 빼고 난 후 체성분을 측정하면 부정확할 수 있다.

- 여성의 경우 생리일에는 측정하지 않는 것이 좋다. 생리 중에는 수분 저류 현상 때문에 지방이 1킬로그램 증가하는 경우가 많다.

- 상온(20~25도)에서 측정한다. 인체는 상온에서 가장 안정된 상태이다. 너무 춥거나 더우면 체성분에 일시적 변화가 생길 수 있다.

- 반복해서 측정하는 경우 동일한 조건(시간, 복장, 공복 여부, 운동 여부)에서 측정한 후 결과를 비교한다.

- 오전에 측정하는 것이 좋다. 오래 서 있을수록 체수분이 하체에 몰리는 경향이 있기 때문에 오후가 될수록 부정확해질 수 있다.

- 심박조율기와 같은 전자 의료기기를 체내에 시술한 사람은 인바디 측정을 피해야 한다.

- 귀걸이, 반지, 목걸이, 시계 등 전류 측정을 방해할 수 있는 액세서리 등은 제거한 후 측정한다.

- 최대한 간편한 복장으로 측정한다. 두꺼운 옷은 체성분으로 잘못 인식하여 오차를 야기한다.

특히 옷, 음식물, 소변, 대변, 귀금속 등은 전류가 잘 통하지 않기 때문에 모두 지방으로 잡힌다. 대소변이 체성분 측정에 많은 영향을 주는데, 일례로 대장내시경을 하고 바로 체성분을 측정한 환자는 1~2주일 만에 체지방만 3~5킬로그램 빠져 있는 경우도 있다. 성공적인 다이어트로 체지방이 빠져나간 것이 아니라 그동안 체지방으로 잘못 인지되었던 대변이 빠져나간 것이다. 위의 사항을 제대로 지켜서 측정하면 내 몸의 체성분을 정확하게 알 수 있다.

내 몸속 구성 성분 알아보기

체성분 결과지에는 근육량, 체수분량, 체지방량, 세포외수분 등 여러 가지 항목에 대한 수치가 나와 있다. 근육량과 체지방량까지는 알겠는데, 나머지 수치가 의미하는 바가 정확히 무엇일까? 체성분 결과지 읽는 방법, 결코 어렵지 않다! 지금부터 각 항목에 대해 차근차근 알아보자.

체수분

체수분$^{\text{Total Body Water}}$은 세포내수분$^{\text{ICW, Intracellular water}}$과 세포외수분$^{\text{ECW, Extracellualr Water}}$으로 나뉘어 있다. 세포내수분은 세포막 속에 존재하는 수분으로 전체 수분의 61~62퍼센트를 차지하며 나이가 들수록 감소하는 경향이 있다. 세포외수분은 세포와 세포 사이 간질액에 있는 수분과 혈장 속에 있는 수분을 합한 것이며, 전체 수분의 38~39퍼센트를 차지한다.

ECW는 0.380 기준으로 비교하면 된다. 운동선수처럼 영양 상태가 좋고 근육이 발달한 경우 ICW 수치가 높아 부종 지수가 기준 이하로 측정되기도 한다. 반대로 마르고 근육이 없는 경우는 ECW 수치가 높지 않은데도 ICW가 낮아 부종 지수가 높게 측정되기도 한다. 또한 음주 다음 날 아침에는 탈수로 인해 부종 지수가 낮게 측정되는 경우도 있다.

단백질

단백질^{Protein} 부족은 세포내수분 부족을 의미하며 영양 상태가 좋지 않다는 뜻이다. 단백질과 세포내수분을 합쳐서 체세포량$^{Body\ Cell\ Mass}$이라고 한다.

체지방

체지방$^{Body\ Fat\ Mass}$은 지방조직 및 기타 조직에서 추출 가능한 지질^{Lipid}의 총량을 의미한다. 체성분 검사로 체지방량을 직접적으로 구하지는 못하며, 체중에서 제지방량을 제외한 나머지가 체지방이 된다.

근육량

여기서 말하는 근육량$^{Soft\ Lean\ Mass}$은 단백질과 체수분, 뼈 이외에 무기질$^{Non-osseous\ Mineral}$을 합한 양으로 골격근량과는 다른 개념이다. 따라시 크게 중요한 수치는 아니다.

제지방량

제지방량$^{Fat Free Mass}$이란 체중에서 체지방을 제외한 나머지 성분의 합을 말한다.

체중

체중^{Weight}은 체수분, 단백질, 무기질, 체지방의 합을 의미한다.

골격근량

남녀 모두 골격근량$^{Skeletal Muscle Mass}$의 표준 범위는 90~110퍼센트이다. 골격근량으로 과체중인 경우도 많다. 모래주머니를 차고 있는 것과 같은 근육 부하를 받기 때문이다. 이것을 운동으로 다져진 근육으로 생각해서는 안 된다.

골격근-지방 항목

비만의 99퍼센트 이상은 C자(인바디 검사 결과지에 체중-골격근량-체지방량 막대그래프를 이으면 C자가 나옴)형이다. I자나 D자가 되어야 이상적이다. 하지만 현실적으로 근육을 발달시키기 어려우므로 대부분 '골격근 90-체지방 100'을 목표로 잡고 시작한다. '골격근 90-체지방 100'이 되면 체중은 100 아래로 떨어진다.

BMI

키와 몸무게만을 가지고 계산한 수치다. 내 키에 내 체중이 평균적으로 어느 구간에 속하는지 알 수 있다. 한국에서는 남녀 모두 18.5 미만은 저체중, 18.5~22.9는 정상, 23 이상은 과체중, 23~24.9는 위험 체중, 25~29.9는 1단계 비만, 30 이상은 2단계 비만으로 본다. 단, 남성은 BMI 22, 여성은 BMI 21을 이상적으로 본다.

체지방률

체지방률$^{\text{PBF, Percent Body Fat}}$은 체지방량(kg)÷현재 체중(kg)× 100 이다. 표준 범위는 남성의 경우 10~20퍼센트, 여성의 경우 18~29퍼센트이다. 이상적인 체지방률은 성인 남성의 경우 15퍼센트, 여성의 경우 23퍼센트이다. 체지방률이 기준치보다 많은 경우 비만에 해당된다. 남성은 체지방률이 20~25퍼센트일 때 비만, 25퍼센트 이상일 때 고도비만이다. 여성은 체지방률이 28~33퍼센트 미만일 때 비만, 33퍼센트 이상일 때 고도비만에 해당한다.

복부지방률

복부지방률$^{\text{Waist-HipRatio}}$은 배꼽 선에서 측정한 허리둘레를 엉덩이의 최대 돌출부 둘레로 나눈 것이다. 표준 범위는 남성은 0.80~0.90, 여성은 0.75~0.85이다. 하지만 엉덩이가 발달한 여성은 복부에 살이 있어도 낮게 나오기도 한다. 골반이 별로 없는 사람은 복부에 살이 없어도 높게 나오기 때문에 허리둘레를 직접 측정하는 것보다 유의성이 떨어진다.

소아는 복부비만이라도 피하지방의 형태를 띤 경우가 많고, 성인은 주로 내장지방 형태이다. 성인 여성은 피하지방, 남성은 내장지방 위주로 쌓인다. 폐경기 이후 여성은 가슴과 엉덩이가 아닌 복부에 지방이 쌓이면서 점차 내장지방형으로 변한다.

체중 조절

여기서 나오는 적정 체중은 '신장'만을 고려한 것이 아니라 체성분의 최적화를 통해 산출한 결과이다. 한마디로 같은 체중이라도 근육형보다 지방형이 체중을 더 많이 조절해야 한다.

신체발달 점수

90 이상은 근육이 발달한 강인형이고, 70~90 사이는 일반적인 강인형, 70 이하는 운동과 식이 조절이 요구되는 허약형 또는 비만형을 의미한다. 즉, 체지방량이 감소하고 근육량이 증가할수록 점수가 높아진다.

비만도

비만도Obesity Degree는 이상 체중에 대한 현재 체중의 비율로 신장과 체중만으로 비만 여부를 결정하는 지수이다. 90~110퍼센트가 표준 범위이고, 110~120퍼센트는 과체중, 120퍼센트 이상은 비만에 속한다.

체세포량

체세포량^{Body Cell Mass}은 세포내수분과 단백질의 합을 나타낸 것으로 조직을 구성하는 세포의 총량이며 영양 평가의 기준 중 하나이다.

골질량

골질량^{Bone Mineral Content}이란 뼈 속의 무기질량을 뜻한다.

기초대사량

하루에 필요한 열량은 기초대사량, 활동대사량, 식사성 열발생에너지(음식의 소화 및 흡수에 사용되는 에너지)의 합으로 계산된다. 이 중 기초대사량^{Body Metabolic Rate}은 정상적인 신체 기능과 체내 항상성을 유지하며, 자율신경계의 활동에 필요한 에너지로 심장박동, 호흡, 체온조절 등에 사용된다. 기초대사량의 측정은 산소 소모량을 이용한 간접 열량 측정법으로 측정한다.

다이어트 중에는 금식 반응이 일어나기 때문에, 기초대사량이 인바디에 찍히는 수치보다 30퍼센트 이상 감소된다고 생각하면 된다.

인바디는 내 몸을 읽을 수 있는 간단하고 정확한 거울이다. 다이어트의 목표를 단순히 체중 변화가 아니라 '체형의 올바른 변화'로 잡아야 한다. 내 몸을 정확히 알아야 올바른 목표를 설정하고 균형 있는 몸매로 바꿀 수 있다.

왜 체지방을
빼야 할까?

체중이 아니라 체지방이다

"저 몇 킬로그램이나 빠졌어요?" 우리는 보통 일주일에 한 번씩 환자와 다이어트 진행 상황에 대해 면담을 나눈다. 그리고 환자에게 되도록 체중은 병원에서만 확인하고 집에서는 따로 재지 말라고 한다. 체중을 매일, 심지어 아침 저녁마다 재다 보면 체중계의 눈금에 연연하는 '체중 강박증'에 빠지기 쉽다. 하루 동안 체중이 변화하는 것은 자연스러운 현상이다. 그런데 체중이 조금만 빠져도 '점심을 굶었기 때문'이라고 생각하고, 또 조금만 늘어도 '방금 물을 마셔서'라고 오인한다. 그렇게 시시각각 변하는 체중에 맞추다 보면 기이하고 극단적인 식이 습관이 굳어질 수 있다.

체중계는 보지 말라

다이어트를 하는 사람들은 500그램만 빠져도 안도감과 아쉬움을, 1킬로그램이 빠지면 뿌듯함을, 1.5킬로그램이 빠지면 환희와 희열을 느끼곤 한다. 하지만 체중이 전부는 아니다. 앞서 말했듯이 다이어트는 '체중을 줄여나가는' 과정이 아니다. 우리 몸을 병들게 하는, '필요 이상으로 축적된 체지방을 줄여나가는' 과정이다.

집에서 혼자 다이어트를 하는 사람들도 몸무게를 자주 재는 것은 좋지 않다. 주 1회 정해진 시간에 측정하고, 주 2회 이상 하지 않는 것이 좋다. 체중을 측정하기 가장 좋은 시간은 아침에 일어나서 화장실에 다녀온 직후이다.

그렇다면 질문을 어떻게 바꿔야 할까? "지난주에 비해 체지방은 얼마나 빠졌나요? 골격근량은 어떤가요?"라고 묻는 것이 바람직하다. 지난주의 결과와 비교해야 할 것은 체중이 아니라 체지방이다.

세계보건기구에서 정의한 비만을 다시 한번 살펴보자. 비만은 단순히 체중이 많이 나가는 사람이 아니다. 물론 단순하게는 체질량지수 BMI 25 이상을 비만이라고 정의한다. 하지만 BMI는 체중과 신장만을 고려한 수치로 체성분이 전혀 포함되어 있지 않다. 같은 BMI라도 체형이 천차만별이며, 어떤 사람은 비만일 수도, 다른 사람은 비만이 아닐 수도 있다. 정확히 말하면 비만은 '체내에 지방조직이 과다한 상태'라고 정의할 수 있다. 단순히 키와 체중만으로는 비만 여부를 판별할 수 없다는 뜻이다.

같은 몸무게라도 더 날씬하게 보이는 방법

결론부터 말하면 중요한 것은 체중이 아니라 체지방이다. 일주일에 한 번씩 체크해야 할 것은 체중이 얼마나 빠졌냐 하는 것이 아니라 체지방이 얼마나 줄어들었냐 하는 것이다. 평균적으로 체중은 일주일에 1킬로그램 내외를 감량하는 것을 목표로 잡고, 체지방은 그중 60퍼센트 정도 빠지면 적당하다. 체중이 빠지더라도 체지방량이 그대로이거나 오히려 늘었다면 좋아하기는 이르다. 다이어트는 앞서 말했듯이 체지방량을 줄여나가는 과정이기 때문이다. 반대로 체중은 그대로인데 체지방량이 줄었다면 지난 일주일을 성공적이라고 평가할 수 있다.

체지방량이 줄어들고 골격근량이 늘었다면 몸은 지난주보다 한결 더 건강한 상태로 접어들었다고 볼 수 있다. 체지방량이 줄어들면 내장지방 수치도 함께 좋아진다. 내장지방 수치가 줄어들면 암, 당뇨, 고혈압 등 비만으로 인한 질병 발병률이 낮아진다. 체중보다 체지방량에 집중해야 하는 이유다.

체지방이 줄어들면 좋아지는 것은 건강뿐만이 아니다. 같은 몸무게라도 체지방이 많은 사람보다 골격근이 많은 사람이 훨씬 보기 좋다. 즉, 더 날씬하다는 것이다. 이유는 근육과 체지방의 부피 차이 때문이다. 같은 1킬로그램이라도 근육보다 체지방의 부피가 약 1.3배 더 크다. 체지방이 많으면 살이 쪄 보이는 이유다. 식이 조절과 운동으로 체지방량을 줄이고 근육을 키우면 몸무게는 변함이 없다 하더라도 살이 빠져 보인다. 체지방 위주로 감량하면 같은 사이즈의 옷을 입어도 훨씬 날씬해 보인다.

다이어트를 할 때는 체중계만 의지하여 자신을 혹사하지 않아야 한다. 체중보다 중요한 것은 체지방이며, 그만큼 중요한 것은 근육량이다. 내 몸의 밸런스를 해치지 않고 긍정적으로 변화하는 방향으로 다이어트를 해나가야 한다.

내장지방이 건강에 치명적인 이유

우리 몸속의 지방은 크게 피하지방과 내장지방으로 나뉜다. 피하지방은 말 그대로 피부 아래 있는 지방으로 복부를 손으로 잡았을 때 물컹하고 잡히는 것이다. 피하지방이 두꺼울수록 체온 유지에 용이하기 때문에 추위를 덜 탄다. 또한 외부 충격에서 몸을 보호하는 기능이 뛰어나다.

그렇다면 내장지방은 무엇일까? 내장지방은 아무리 잡아보려고 해도 잡히지 않는다. 피하지방이 피부와 근육층 사이에 있다면 내장지방은 그 근육층 아래 있기 때문이다. 내장지방은 우리 몸에서 0.5~2.5킬로그램 정도로 전체 지방량의 10~20퍼센트밖에 되지 않지만 우리 몸에 미치는 영향은 어마어마하다. 얼마나 쌓여 있는지 눈으로 확인할 수 없기에 더 무섭고 건강에 치명적인 것이 바로 내장지방이다.

나잇살의 실체

일반적으로 내장지방은 소아보다 성인, 여자보다 남자에게 더 두드러진다. 여성들의 뱃살은 대부분 피하지방인 데 비해 남성들은 조금만 체중이 늘어도 내장지방 수치가 늘어난다. 이에 비해 여성은 여성호르몬이 왕성할 때는 가슴이나 둔부에 피하지방의 형태로 저장되지만 중년 이후부터 여성호르몬이 줄어들면서 내장지방을 복부에 저장하는 형태로 바뀐다. 흔히 말하는 '나잇살'의 실체가 바로 이것이다.

그렇다면 내장지방은 우리 몸에서 어떤 역할을 할까? 내장지방은 우리 몸에서 에너지를 저장하고, 쉽게 분해되어 혈액 속을 떠다닌다. 내장지방에서 분해된 지방은 먼저 간으로 전달되고 그 후 여러 대사를 거쳐 에너지원으로 사용된다. 이렇게 에너지를 저장하는 역할 외에도 내장지방은 여러 가지 물질을 분비하는데 이것이 우리 몸에 안 좋은 영향을 끼친다. 예를 들어 내장지방이 분비하는 TNF-α라는 물질은 우리 몸을 방어하는 역할을 하여 몸으로 들어온 항원을 공격하는데, 과다하게 분비될 경우 정상 세포까지 공격한다. 그결과 건선이나 관절염 등 자가면역계 질환을 일으킨다. 또한 내장지방이 늘어나면 '아디포넥틴'이라는 물질이 줄어든다.

아디포넥틴은 혈관 속에 찌꺼기가 쌓이는 것을 방지하는 좋은 물질이다. 아디포넥틴의 분비가 줄어들면서 혈관 속에 찌꺼기가 더욱더 쌓이게 된다. 또한 내장지방에서 염증을 유발하는 물질도 분비되는데 혈관에 염증을 일으켜 콜레스테롤 등 나쁜 지방이 혈관 속에 쌓인다. 이 혈전이 혈관을 막으면 뇌졸중이나 심근경색 등 위중한 혈관 질환이 나타나는 것이다.

복부 둘레가 중요하다

안타깝게도 우리나라 사람들은 서양인에 비해 '저근육형' 체형이 많다. 따라서 같은 BMI라도 서양인에 비해 내장지방이 많이 쌓이는 것이다. 눈으로 보이지 않는 내장지방의 심각성을 무엇으로 알 수 있을까? 물론 체성분 분석기로도 알 수 있지만 더욱 간단한 방법이 있다. 바로 '복부 둘레'이다. 특히 복부비만은 심장병, 당뇨 등의 원인이 되기도 한다. 대사증후군의 진단 기준으로도 꼽히는 복부 둘레는 비만으로 인해 생기는 질환과 연관성이 높다. 국내에서는 복부 둘레가 남자는 90센티미터, 여자 85센티미터를 넘어가면 복부비만으로 정의한다. 복부비만인 사람은 당장 식이요법을 시행하여 뱃살을 2킬로그램만 빼도 심장병, 당뇨 등의 질환에 걸릴 확률이 현저히 낮아진다. 반대로 허리둘레가 1인치 증가하면 수명은 3년 줄어든다는 연구 결과가 있다. 결과적으로 뱃살을 빼야 건강하게 오래 살 수 있다.

다행히 다른 부위에 비해 뱃살이 맨 먼저 빠진다. 일반적으로 내장지방은 활성도가 가장 높다. 에너지 대사가 일어나기 시작할 때 다른 곳이 아닌 내장지방을 가장 먼저 사용한다는 뜻이다. 우리 몸에서 내장지방이 가장 많이 쌓인 곳은 어딜까? 바로 복부이다. 다이어트를 하면 뱃살부터 빠지는 것은 마치 1+1=2가 되는 것만큼이나 당연한 사실이다. 피하지방의 활성도가 가장 높은 부위도 복부이다. 그렇기 때문에 다른 부위보다 복부가 맨 먼저 빠지는 것이다.

그다음으로 피하지방의 활성도가 높은 곳은 상체, 하체와 엉덩이 순서이다. 다이어트를 시작하면 맨 먼저 허리 사이즈가 줄어들고 다음으로는 셔츠 사이즈, 마지막으로 바지 사이즈가 줄어든다.

겉보기에 뚱뚱해 보이는 사람만 내장지방이 많은 것은 아니다. 마른 몸이라도 근육이 부족한 사람은 내장지방 수치가 높을 수 있다. 몸무게가 적게 나간다고 해서 안심할 수 없다. 평소 올바른 식이 습관을 통해 복부에 체지방이 쌓이는 것을 방지하고, 꾸준한 운동을 통해 근육량을 키워 내장지방이 끼어들 틈을 만들지 않는 것이 중요하다.

내장지방은 눈에는 보이지 않지만 생각보다 깊숙이 우리의 몸속에 파고든다. 우리 몸을 병들게 하는 것은 숨겨진 내장지방이다. 이제 건강을 위해, 튼튼한 미래를 위해 내장지방을 빼는 복부 감량 다이어트를 시작해야 할 것이다.

굶어서 뺀다?
굶으면 찐다!

무조건 굶어야 한다는 편견을 깨라

상담 후 심사숙고 끝에 다이어트를 결심하고 대기실을 빠져나가는 환자들이 꼭 하는 말이 있다. "내일부터 굶어야 하니까 오늘 먹고 싶은 것 실컷 먹어야지." 사람들은 대부분 '다이어트=쫄쫄 굶는 것'이라고 생각한다. 식욕이 너무 좋아서 큰일이라며 식욕 떨어뜨리는 약을 처방해 달라고 하는 사람들도 많다. 식욕을 없애서 먹는 양을 극단적으로 줄이면 다이어트에 성공할 수 있을까? 누군가 당신에게 온갖 감언이설로 굶는 다이어트를 권유한다면 단호하게 거절해야 한다. 그것은 몸을 망치는 가장 위험한 길이다.

굶는 다이어트, 득보다 실이 더 많다

굶는 다이어트는 겉보기에 효과가 빨리 나타나서 감량 체중의 폭이 크다. 우리는 보통 일주일에 1킬로그램 내외를 감량하는 것을 목표로 잡는다. 물론 감량 목표는 성별, 나이, 체중에 따라 조금씩 다르지만 대체로 일주일에 2킬로그램을 넘지는 않는다. 왜냐하면 급격하게 체중을 빼려면 '굶어야' 하는데, 이런 방식으로 살을 빼면 득보다 실이 더 많기 때문이다. 그 이유는 다음과 같다.

첫째, 굶어서 빠지는 체중은 지방이 아니라 대부분 근육이 감소하는 것이다. 다이어트를 하는 목적은 체중을 줄이기 위해서가 아니다. 실제로는 체지방을 줄이는 과정에서 체중까지 줄어든다고 하는 것이 합리적이다. 언제나 문제가 되는 것은 체지방이지 근육이 아니다.

단시간에 바짝 굶어서 살을 빼면 지방보다 탄수화물과 단백질이 먼저 분해된다. 우리 몸은 탄수화물, 단백질, 지방을 모두 저장해 두었다가 필요할 때 분해해서 사용한다. 비유하자면 탄수화물은 내 지갑 속 현금이라고 생각하면 된다. 현금은 아무래도 가장 먼저 사용된다. 그 다음으로 꺼내 쓰기 좋은 단백질은 단기 적금과 같다. 급하게 쓸 데가 있어서 적금을 해지해야 한다고 상상해보자. 아무래도 현금보다는 절차가 조금 번거로울 것이다.

지방은 대출에 해당한다. 대출을 받으려면 신분증을 지참하고 은행에 방문해야 한다. 더구나 대출 상환 능력과 신용까지 평가한 다음 비로소 대출 승인이 떨어진다. 웬만큼 급하지 않고서야 쉽게 대출을 결정하지는 않는다. 심사 과정에서 예상했던 대출 금액보다 줄어들거나 아예 대출 승인을 받지 못하기도 한다. 이처럼 지방은 맨 마지막에, 그것도 적은 양이 소모된다. 음식을 먹지 않으면 탄수화물과 단백질부터 분해해서 에너지로 사용하기 때문에 근육이 먼저 줄어들고 마지막에 지방만 남는다.

두 번째, 굶어서 살을 빼는 다이어트는 오래 지속하기 어렵다. 아무리 불굴의 의지를 가지고 다이어트를 시작했더라도 본능을 이기지 못한다. 하루 이틀은 굶다시피 할 수 있지만 며칠간 계속하기는 어렵다. 또한 일상생활에 지장이 있을 정도로 위험하다. 저혈압이나 저혈당, 기저 질환이 있는 사람도 단기간의 절식이나 금식을 할 때는 반드시 의사와 상의해야 한다.

세 번째, 오래 지속하지 못하기에 반드시 요요현상이 따른다. 살이 빠지지 않는 것보다 더 두려운 것이 바로 요요현상이다. 병원을 찾은 사람들 중에는 이미 몇 번의 다이어트 실패와 요요현상을 경험한 경우가 많다. 이러한 사람들은 살을 뺐다 하더라도 다시 찔까봐 미리 두려워한다. 단기간에 굶어서 살을 뺀 사람들은 100퍼센트 요요현상을 경험한다. 심지어 살을 빼기 전보다 더 찌는 경우가 많다. 그 이유는 바로 '기초대사량' 때문이다.

기초대사량은 최소한의 활동에 소비하는 기본적인 대사량을 말한다. 심장을 뛰게 하고 숨을 쉬게 하고 각종 장기들이 제 역할을 하는 데 사용하는 최소한의 대사량이다. 기초대사량은 나이, 성별, 체형에 따라 차이가 있으나 대부분 근육량과 비례한다. 기초대사량이 많은 사람은 잘 먹어도 상대적으로 살이 덜 찌고, 기초대사량이 적은 사람은 적게 먹어도 남들보다 살이 잘 찐다. 굶는 다이어트를 반복하다 보면 체내 근육량이 점점 줄어들어서 점차 '살이 잘 찌는' 체질로 바뀐다. 살이 안 찌는 체질로 바뀌어도 모자랄 판에 살이 찌는 체질로 바뀌는 다이어트라니, 절대 안 될 말이다.

굶기의 끝은 폭식이다

줄어든 섭취량에 맞춰 소비량이 절반으로 줄어들기 때문에 살이 빠지는 속도가 현저히 줄어든다. 이런 경우 살이 빠지지 않는다고 해서 극단적으로 먹는 양을 줄이면 단기간에 체중을 감량할 수는 있어도 오래 지속하기는 힘들다. 더욱 큰 문제는 굶기의 끝은 폭식으로 이어진다는 것이다. 공기가 들어 있는 풍선을 누르다가 어느 한계 이상 압력을 가하면 터져버리는 것과 같다. 이때 거식증이나 폭식증 등의 신경성 질환이 오기 쉽다. 극단적인 금식을 하면 원래 체중보다 더 나가는 악성 요요로 발전될 가능성이 높다. 체중을 감량하려고 시작한 다이어트가 결국은 처음보다 살이 더 찌는 것은 물론 몸도 회복하기 어려운 상태로 망가뜨리는 것이다. 무작정 먹는 양을 줄이는 다이어트는 과정과 결과 모두 불행하다.

물론 다이어트에서 식이 조절은 선택이 아닌 필수라 하더라도 무작정 식욕을 억누르면 건강을 해친다. 우리 몸이 영양분을 충분히 흡수하지 못했을 때 식욕은 더욱 강해진다. 우리 몸에 부족한 영양분을 보충하면 오히려 식욕은 떨어진다. 무조건 굶어야 살이 빠진

다는 편견에서 벗어나라. 굶을수록 살이 더 찐다. 다이어트 기간에
잘 먹는 것이 중요한 이유다.

한 끼보다 세끼를 먹어야 살이 빠진다

극단적인 식이 조절은 오래 지속할 수도 없을뿐더러 더 큰 문제
를 낳을 수 있다. 하루에 한 번 몰아서 먹는 것보다 조금씩 자주 먹
는 것이 좋다. 하루에 한 끼 먹는 것보다 더 많은 칼로리를 섭취하더
라도 나눠서 먹는 것이 체지방을 감량하는 데 유리하다.

A라는 자영업자와 B라는 회사원을 예로 들어보자. 자영업자는
매달 매출이 다르지만, 회사원은 매달 일정한 급여를 받는다. 이들
은 소비하고 저축하는 방식에서 차이를 보일 수밖에 없다. 매달 일
정한 급여를 받는 사람은 다음 달을 위해 돈을 저축할 필요가 없다.
매달 정해진 돈이 들어오기 때문에 소비형, 즉 '발산형 시스템'을 갖
게 된다. 그에 반해 자영업자는 매달 수입이 일정하지 않다. 매출이
적은 달은 긴축하고 매출이 많은 달은 다음 달을 대비해서 저축해
놓아야 한다. 수입을 예측할 수 없는 상황이면 저장형, 즉 '수렴'형
시스템을 갖게 된다.

발산형 시스템으로 바꿔라

이것을 우리 몸에 적용해서 '돈=끼니'라고 생각하면 조금 더 이해
하기 쉽다. 매일 정해진 시간에 음식물이 들어온다면 체내에 체지

방을 저장할 필요가 없다. 반대로 음식물이 많이 들어올 때도 있고 적게 들어올 때도 있고 아예 들어오지 않을 때도 있다면 지방으로 저장하려는 시스템으로 변화하게 된다. 인체에 필요한 에너지가 불규칙하게 들어오면 그에 맞춰 시스템을 변화시키는 것이다.

하루 세끼를 먹으면 우리 몸은 체지방을 사용하는 발산형 시스템이 된다. 한 가지 더 중요한 것은 세끼를 '규칙적'인 시간에 먹어야 한다는 것이다. 다이어트에서 가장 중요한 제1원칙이 무엇이냐고 물으면 무조건 하루 세끼를 정해진 시간에 먹는 것이라고 말한다. 이 간단한 원리를 지키는 것이 가장 중요하다. 그렇다면 왜 정해진 시간에 식사를 해야 할까? 식사를 규칙적으로 하는 것과 불규칙적으로 하는 것의 차이는 크다. 어차피 같은 양의 칼로리를 섭취하는 것이라면 별 차이가 없다고 생각하겠지만, 실상은 그렇지 않다.

매일 정해진 시간에 에너지를 보충하면 우리 몸은 저장하는 시스템에서 발산하는 시스템으로 바뀐다. 일정한 시간에 에너지원이 들어오는 것으로 기억하고 있기 때문에 우리 몸은 안심하고 섭취한 칼로리를 모두 에너지로 소모한다. 그러나 에너지원이 언제 들어올지 모른다면 에너지를 아껴두려고 한다. 불규칙성이 심하면 기초대사량마저 최대한 줄이는 초절약 긴축 모드에 들어간다. 지방을 최대한 저장하려고 하기 때문에 점점 살이 찌는 것이다. 그러다 먹는 양을 늘리면 이미 초절약 모드로 들어간 몸은 더더욱 살이 찐다. 칼로리가 문제가 아니라 변화된 몸의 시스템이 문제가 된다.

1일 세끼, 규칙적으로 식사하라

아침 8시, 오후 12시, 저녁 6시 등으로 정해진 시간대에 식사를 하자. 하루의 마지막 식사는 잠들기 4시간 전에 끝내는 것이 좋다. 식사와 식사 사이의 간격은 보통 4~5시간이 적당하다. 보통 아침과 점심 사이에는 조금 더 빨리 배가 고프고, 점심과 저녁 사이는 길어도 상대적으로 덜 배가 고프다. 소화에 소비되는 칼로리가 저녁보다 상대적으로 아침에 높기 때문이다. 식사 간격을 지키지 못했다면 간식을 챙겨 먹는 것이 좋다. 이때는 고칼로리인 초콜릿, 과자, 음료수보다 고구마, 과일, 삶은 달걀 등이 적당하다. 간단하게 허기를 달래면 조금 늦게 식사를 하더라도 과식하지 않고 적당량만 먹게 된다. 그러나 한 끼를 거의 굶다시피 하면 반드시 과식으로 이어지거나 고칼로리 음식이 당긴다.

세끼 모두 비슷한 양으로 배분하는 습관을 들이자. 아침, 점심, 저녁 순으로 조금씩 양을 줄이는 것은 상관없다. 가장 좋지 않은 것은 아침보다 점심을, 점심보다 저녁을 더 많이, 고칼로리의 음식을 먹는 것이다. 같은 칼로리를 섭취하더라도 한 끼, 특히 저녁에 섭취하는 칼로리 양이 많으면 살이 더 찐다. 매일 정해진 시간에 비슷한 양을 먹으면 공복감을 느끼는 시간도 적어서 다이어트가 훨씬 쉽다. 다이어트의 가장 큰 적은 순간의 배고픔을 이기지 못하고 폭식을 하는 것인데, 그렇게 될 확률도 현저히 줄어든다.

결과적으로 1일 3식을 규칙적으로 비슷한 양을 먹는 것이 가장 중요하다. 그러면 세끼를 꼬박꼬박 챙겨 먹어도 살이 빠지는 놀라운 경험을 하게 된다. 놀랍게도 잘 먹는 것이 굶는 것보다 훨씬 다이어트에 중요하다. 어떻게 먹느냐, 어떤 것을 먹느냐, 언제 먹느냐, 이 3가지가 다이어트의 관건이라고 할 수 있다.

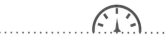

체지방이 빠지는
비밀

싱거운 사람일수록 다이어트에 성공한다

우리나라는 다른 나라에 비해 나트륨 섭취량이 높은 편이다. 한국인의 나트륨 섭취량은 세계보건기구의 나트륨 권장량인 2그램의 2배가 넘는다. 우리나라는 왜 나트륨 섭취량이 많을까? 일단 젓갈류와 찌개류처럼 맵고 짠 음식이 많다. 국물 있는 음식이 발달했기 때문에 간을 맞추다 보면 자연히 소금이 많이 들어간다. 한국인들은 어릴 때부터 짠맛에 길들여진다. 특히 요즘은 마약 떡볶이, 불닭발 등 맵고 짠 음식이 유행하면서 나트륨에 무방비하게 노출되고 있다.

나트륨은 생존에 필수적인 영양소이지만 과다하게 섭취하면 몸에 해롭다. 다이어트에서는 기본적으로 저염식을 강조한다. 짜게

먹지 말라는 것이다. 과도한 나트륨 섭취는 고혈압과 신장 질환을
유발하고, 뇌혈관과 심혈관 질환 가능성도 높다.

나트륨이 다이어트에 좋지 않은 이유

그렇다면 과연 소금^{NaCl}은 몇 칼로리일까? 놀랍게도 소금은 0칼로
리다. 그런데 왜 소금이 다이어트에 좋지 않다는 것일까. 그 이유는
다음과 같다.

첫째, 음식이 짤수록 더 많이 먹게 된다. 젓갈류나 찌개 등이 올
라오면 밥을 더 많이 먹지 않는가. 일명 밥도둑이라고 하는 것들은
모두 다 짭짤한 음식들이다. 둘째, 짠맛은 중독성이 강하다. 자극적
인 맛일수록 과식하기 쉽다. 소금과 설탕, 그리고 약간의 지방은 뇌
의 쾌감 중추를 강렬하게 자극한다. 자극적인 짠맛은 짠맛을 부르
고 더욱더 자극적인 맛을 찾게 된다. 한번 짠맛에 길들여지면 헤어
나기 힘든 것은 바로 이 때문이다.

마지막으로 나트륨을 많이 섭취하면 비만 확률이 올라간다는 연
구 결과가 있다. 나트륨은 칼슘을 체외로 배출하는 역할을 한다. 칼
슘은 뼈 건강에 필수영양소일 뿐 아니라 식욕 조절이나 비만과도
연관이 있다. 실제로 비만인 사람이 칼슘 섭취량을 늘리면 살이 빠
진다는 연구 결과도 있다. 나트륨을 많이 섭취하면 칼슘이 체외로
배출되어 뼈 건강에 좋지 않을 뿐만 아니라 체지방 증가에도 일조
한다.

나트륨의 침투를 막아라

소금 섭취량이 늘어나면 몸이 붓는다. 김장철 소금에 배추를 절이는 것과 같은 원리다. 농도 차이로 인해 배추에 함유된 물이 배어 나오는 것이다. 삼투압으로 인해 농도가 더 높은 곳으로 수분이 이동하기 때문이다. 우리 몸도 마찬가지다. 소금이 몸속으로 과도하게 들어오면 세포에 함유된 물이 밖으로 나온다. 우리 몸의 70퍼센트는 물로 이루어져 있는데 세포에 함유된 물이 밖으로 나오면 세포내액이 감소하여 제 기능을 하지 못한다. 그렇게 되면 신진대사가 떨어지고 전체적인 기초대사량이 줄어들면서 점점 더 붓고 살이 찌는 체질로 변한다.

몸이 잘 붓고 신진대사가 떨어지면서 살이 안 빠진다고 느껴진다면 식이 조절을 해야 한다. 부종이 심할 때 물을 충분히 마시는 것도 하나의 방법이지만 그것만으로는 해결되지 않는다. 필요 이상 짜게 먹는 식습관을 가지고 있다면 소금기를 빼내는 것이 가장 좋은 해결책이다. 몸속에서 수분을 붙잡고 있는 능력이 떨어진 상태라면 아무리 물을 많이 마셔도 속절없이 몸에서 빠져나간다. 오히려 몸에서 정체되어 더 심한 부종을 일으키는 경우도 허다하다. 세포내액에 물을 공급하기 위해서는 나트륨 섭취량을 줄여야 한다. 국물을 먹지 않고 건더기만 건져 먹는다거나 나트륨이 많이 함유된 인스턴트, 가공식품을 피하는 것만으로 충분하다.

잠을 잘 자야 살이 빠진다

지금까지 '잘 먹는' 방법에 대해 설명했다면 이번에는 '잘 자는' 방법에 대해 이야기하고자 한다. 잘 자야 살이 빠진다는 말은 언뜻 이해하기 힘들 것이다. 물론 잘 잔다는 것이 하루 종일 침대에 누워서 아무 활동도 하지 않는 것을 의미하지는 않는다. 정해진 시간에 잠자리에 들고, 규칙적인 생활을 통해 양질의 수면을 충분히 취하면 체중 감량에 도움이 된다.

똑같이 먹고 똑같이 생활해도 수면의 질과 양에 따라 체중 감량 폭이 달라진다. 수면 시간이 줄어들면 체지방보다 근육이 줄어들기 쉽기 때문이다. 수면 시간이 줄어들면 스트레스를 나타내는 지표인 코르티솔 농도도 높아진다. 코르티솔 농도가 높아지면 근육단백이 분해되어 근육량이 줄어든다.

잠, 얼마나 자야 할까?

그렇다면 과연 몇 시간 정도 수면을 취하는 것이 바람직할까? 2018년 성인 평균 수면 시간은 7시간 30분이다. 물론 그보다 적게 자는 직업군도 있고 많이 자는 사람들도 있겠지만 대략적인 수치는 그렇다. '평균' 7시간 30분은 잠을 자야 충분히 회복하면서 지방을 잘 분해할 수 있는 몸이 된다. 잠자는 시간 동안 우리 몸이 하루 중 가장 오래 '공복' 상태를 유지한다. 어느 정도 공복을 유지해야 인슐린 분비가 줄어들어서 인슐린 저항성이 생기지 않는다.

수면 시간이 줄어들고 깨어 있는 동안 카페인과 당류를 끊임없이 섭취하면 혈당이 계속 높은 상태에서 인슐린이 쉴 새 없이 분비된다. 그러면 인슐린 저항성이 생겨나고 우리 몸의 신호체계가 망가져 살이 찔 수밖에 없다.

잠을 자는 동안 우리 몸의 호르몬 상태는 어떨까? 신호체계가 건강한 몸이라면 아침에 코르티솔 농도가 최고치로 올라가고 인슐린은 최저치에 달한다. 렙틴이 낮아지면서 배고픔을 느끼고 아침을 먹으면 코르티솔 농도가 떨어지기 시작하면서 인슐린 농도가 올라간다. 밤이 되어 휴식을 취하면 코르티솔 농도는 더욱 떨어지기 때문에 야식이 당기지 않는다. 그리고 잠이 들면 내 몸은 '지방을 분해할' 준비를 한다.

수면의 질도 양만큼이나 중요하다. 깊이 잠들지 못하고 계속 뒤척이면 호르몬의 농도가 제대로 변화하지 않는다. 배고픔을 느껴 깨기도 하고, 아침에 일어났을 때 코르티솔 농도가 제대로 올라가지도 않을뿐더러 배고픔을 느끼지도 않는다. 신호체계가 완전히 망가지는 것이다. 그렇게 되면 낮이든 밤이든 식욕이 억제되지 않아 음식을 더 많이 섭취하게 되고 자연히 체지방이 늘어난다. 체지방이 늘어나면 렙틴 저항성은 더 강해지고, 수면의 질 또한 더욱 떨어진다. 결국 잠도 못 자고 살도 찌는 최악의 상황이 된다.

숙면을 취하는 방법

그렇다면 어떻게 해야 숙면을 취할 수 있을까? 첫째, 저녁 식사는 잠들기 4시간 전에 끝내는 것이 좋다. 잠들기 직전까지 위장에 부담을 주면 잠이 들었더라도 위장은 깨어 있는 상태가 된다. 몸속은 잠들지 않은 것이다. 그렇게 되면 수면의 질은 떨어질 수밖에 없다.

둘째, 숙면을 도와주는 환경을 조성해야 한다. 잠들기 전에 텔레비전이나 스마트폰을 보는 습관은 좋지 않다. 책을 읽는 것도 마찬가지다. 잠자는 공간에서는 잠만 자야 입면 시간을 줄이고 수면의 질을 높일 수 있다. 너무 밝거나 소음이 끊이지 않는 공간도 침실로는 적합하지 않다.

마지막으로 카페인 음료나 술은 피하는 것이 좋다. 각성 성분이 들어 있는 카페인 음료를 저녁 늦게 마시면 잠들기 어렵다. 어떤 사람은 술을 마셔야 잠이 잘 온다고 하지만 사실은 그렇지 않다. 입면 시간은 줄어들겠지만 수면의 질을 떨어뜨린다. 술이나 카페인 음료를 마시고 잠들면 중간에 깰 확률이 높고 다시 잠들기 어렵다.

낮에 30분 정도 햇빛을 쬐며 산책하는 것, 비타민D, 칼슘, 마그네슘제를 먹는 것, 하루 30분 이상 가벼운 운동을 하는 것도 숙면에 도움이 된다. 다이어트를 하는데 살이 잘 빠지지 않는다면 수면 습관을 한번 체크해보자. 다시 한번 말하지만 잘 자야 잘 빠진다.

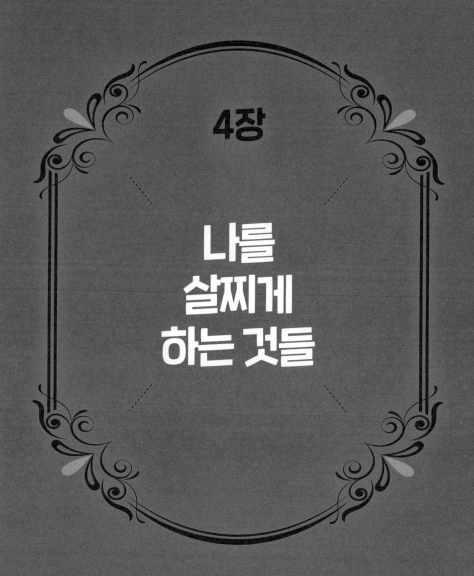

4장

나를
살찌게
하는 것들

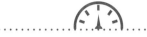

식습관 교정은
필수다

맛있는 독약, 밀가루

밀가루로 만든 음식을 좋아하지 않는 사람은 드물 것이다. 그러나 밀가루는 다이어트뿐 아니라 건강에도 좋지 않은 음식이다. 이미 알려진 사실이지만, 밀가루가 왜 몸에 안 좋은지 정확하게 알고 있는 사람은 드물다. 또한 다이어트를 할 때 왜 최우선 순위로 피해야 할 음식인지 모르는 사람들이 많다. 밀가루의 어떤 점이 유해한지 본격적으로 알아보자.

우리는 다이어트를 시작하는 사람들에게 맨 먼저 정제된 탄수화물, 특히 밀가루를 반드시 제한하라고 말한다. 체내에 빠르게 흡수되어 혈당을 빠르게 올렸다가 금방 떨어뜨리는 탄수화물은 다이어트의 강력한 적이다. 정제된 탄수화물의 대표적인 것이 설탕과 흰쌀밥, 그리고 밀가루이다. 그중 우리 먹거리의 대부분을 차지하는 밀가루는 반드시 피해야 한다.

밀가루가 몸에 나쁜 이유

새하얀 밀가루로 만든 음식은 냄새도 좋고 먹음직스러워 보이지만 건강엔 하나도 좋을 것이 없다. 밀가루는 통밀을 도정하여 만드는데, 도정 과정에서 B1, B2, E, 엽산 등의 비타민과 칼슘, 인, 아연, 철분, 셀레늄 등 대부분의 영양소가 제거된다. 각종 영양소가 떨어져 나간 밀가루는 그저 허기를 채우는 음식일 뿐 몸에 영양분을 공급해주지는 못한다.

사실 밀가루는 이득이 없는 정도가 아니라 몸에 해롭다. 밀가루를 구성하는 주된 탄수화물은 아밀로펙틴이다. 아밀로펙틴은 다른 탄수화물에 비해 체내 흡수가 빠르고 혈당을 높이는 특성을 가지고 있다. 혈당을 빠르게 올리는 음식은 우선 과도한 인슐린 생성을 유도한다. 인슐린은 혈액 내에 떠도는 당류를 지방 속에 저장해서 지방이 분해되지 않는 역할을 한다. 따라서 인슐린이 과도하게 분비되면 그만큼 체지방이 많이 쌓이고 비만으로 이어질 가능성이 높다. 또한 혈당이 빠르게 올라가면 오래 유지되지 않고 금세 반동성 저혈당을 일으키는 것이 문제다. 즉, 밀가루로 만든 음식은 배가 부른 것 같아도 금방 꺼져서 금세 배고픔을 느낀다는 것이다. 배고픔은 자연스럽게 폭식으로 이어진다.

밀가루의 해로운 점은 이것뿐만이 아니다. 밀가루는 소화기관에도 치명적인 영향을 미친다. 면이나 빵 등 밀가루로 만든 음식을 먹으면 쉽게 더부룩해진다. 밀가루를 좋아한다는 사람 중에 소화력이 좋은 사람도 드물다. 밀가루를 자주 먹으면 소화 기능이 떨어진다. 음식은 입에서 충분히 씹은 다음 위장으로 들어가서 소화작용을 거쳐 자연스럽게 배출되어야 한다. 그러나 밀가루 음식은 몸에서 이루어져야 할 소화작용이 이미 일어난 음식이다. 밀가루 음식을 먹을 때 많이 씹지 않고 금세 삼켜버리는 것도 그 때문이다. 후루룩 마시듯이 밀가루 음식을 흡입하는 것은 위장에 아주 좋지 않은 나쁜 습관이다.

음식을 소화하는 것은 씹는 것부터 시작된다. 입안에서 음식물을 씹으면 아밀라아제와 같은 소화효소들이 분비된다. 그러나 밀가루 음식을 먹을 때는 대충 씹어 삼킨다. 위 속에 들어오자마자 소화작용 없이 풀어져버리는 밀가루는 결과적으로 위장 기능을 떨어뜨린다. 위가 게을러지고 약해지는 것이다.

만성 소화불량의 원인, 글루텐

밀가루에 함유된 글루텐이라는 물질도 소화 장애를 일으키는 중요 원인 중 하나다. 빵이나 면의 쫄깃한 맛을 내는 것이 바로 글루텐이다. 글루텐은 물에도 잘 녹지 않는 불용성 단백질로서 사람의 소화효소로는 잘 분해되지 않는다. 글루텐이 몸속에 들어왔을 때 복부 팽만감, 불편감, 변비, 복통 등을 일으키는 것을 글루텐 불내증이라고 한다. 한마디로 밀가루가 몸에 맞지 않는다는 뜻이다. 글루텐 불내증은 소화불량뿐 아니라 알레르기나 아토피를 유발하기도 하고, 신경계와 면역계에도 치명적인 영향을 줄 수 있는 무서운 질환이다. 밀가루를 먹으면 항상 속이 더부룩하고 좋지 않다면 글루텐 불내증을 의심해보자.

심지어 밀가루로 인해 소화 기능이 저하되는 셀리악병에 노출될 수도 있다. 셀리악병은 글루텐으로 인해 영양분 흡수를 담당하는 소장의 융모가 손상되어 전반적인 소화 기능이 떨어지는 것이다. 영양 흡수율의 저하는 신체 전반적인 컨디션의 난조로 이어진다. 밀가루를 많이 먹는 사람이 만성 소화불량을 호소하는 이유가 바로 이것이다.

밀가루 음식을 아예 피하기는 사실상 힘들다. 그러나 주식으로 밀가루를 선택하지는 말아야 한다. 국수, 빵, 스파게티 등으로 끼니를 대신하는 것은 좋지 않다. 더욱 안 좋은 것은 지속적이고 반복적으로 끼니를 밀가루 음식으로 대체하는 것이다. 아침을 빵이나 시리얼로 때우는 것은 뱃살의 원인이 된다. 내 몸에 독이 되는 밀가루를 피하기만 해도 다이어트에 성공할 수 있다.

입에는 달지만 몸에는 쓴 당분

"스트레스를 받을 때마다 초콜릿을 찾아요. 한입 베어 물고 나면 조금 편안해지죠." 한의원을 찾은 김나영 씨의 말이다. "초콜릿이 없으면 그것을 대체할 만한 단것을 자꾸 찾게 돼요. 아무리 떨쳐내려 해도 자꾸 생각나거든요. 지금은 끊을 수가 없어요." 김나영 씨는 자신이 살이 찌는 원인으로 '단것'을 지목했다. 하지만 알면서도 끊을 수 없으니, 그녀는 전형적인 당분 중독이었다.

"초콜릿에 들어 있는 카카오 성분은 몸에 좋고 미용에도 도움이 된다던데……." 물론 카카오에 함유된 폴리페놀 성분은 우리 몸속에 있는 활성산소와 유해산소를 제거하여 세포 노화를 억제하고 항산화에 도움을 준다는 연구 결과가 있다. 하지만 초콜릿에 들어 있는 폴리페놀의 함유량은 극히 미량이다. 즉, 초콜릿을 먹는다고 항산화에 엄청난 도움이 되지 않는다. 초콜릿은 카카오보다 당분이 훨씬 많이 함유되어 있다. 초콜릿 케이스 뒷면의 성분표를 살펴보자. 흔히 먹는 밀크 초콜릿은 당류가 무려 23퍼센트나 된다.

몸에 나쁜 단당류

설탕은 마약처럼 중독성이 있다. 단 음식을 먹으면 떨어진 혈당이 상승해서 뇌세포에 포도당이 공급된다. 그렇게 되면 신경을 안정시키는 '세로토닌'이라는 호르몬이 분비되어 스트레스나 예민한 마음이 조금 안정될 수 있다. 또한 뇌에서 신경전달물질인 도파민이 급격하게 분비되어 마약을 투약했을 때나 담배를 피웠을 때와 비슷한 효과가 나타난다. 이는 일시적인 현상일 뿐, 금세 기분은 다시 가라앉는다. 그러나 잦은 당분 섭취는 뇌의 도파민 수용체의 수를 줄여서 몸은 점점 쾌감의 정도를 낮춘다. 줄어든 도파민 수용체 때문에 점점 더 달고 자극적인 음식을 찾게 된다.

단당류를 먹을수록 계속 당기는 것은 도파민뿐 아니라 인슐린과 크게 연관이 있다. 단당류는 한번 맛들이면 끊기가 어렵다. 단당류는 체내 흡수가 매우 빨라 인슐린 분비를 촉진시킨다. 인슐린은 단당류인 포도당을 지방에 저장하는 역할을 한다. 이런 이유로 단당류를 많이 먹을수록 체지방이 증가하는 것이다. 하루에 일정한 탄수화물을 반드시 섭취해야 하는 것은 맞지만, 단당류만으로 채우면 점점 더 살이 찌는 체질로 변한다.

당류가 몸에 안 좋은 이유는 이뿐만이 아니다. 당류가 지나치게 많이 체내에 들어오면 소화·흡수 과정에서 몸에 필요한 영양소를 소모한다. 그래서 당을 많이 섭취하면 신진대사가 떨어지는 것이다.

섬유소가 풍부한 과일을 먹어라

당류는 한의학에서 고량후미高粱厚味 중 하나에 속한다. 이러한 음식은 몸속에 들어와 적체積滯와 식적食積, 담음痰飮을 유발하기 때문에 위장 대사에도 좋지 않은 영향을 준다. 담음과 식적으로 인한 질환으로는 소화기관의 장애뿐 아니라 여드름 등의 피부 질환, 생리불순 등의 부인과 질환도 있다. 만성 생리통에 시달리고 있는 김나영 씨의 경우 전형적인 당 중독 사례이다.

당 중독을 해결하는 방법으로 '물을 자주 마시는 것'이 좋다. 거짓된 배고픔을 느끼면서 단것이 당길 때마다 물을 한잔 쭉 들이켜면 10분 뒤에 허기나 무언가를 먹고 싶은 느낌이 사라진다. 10분 후에도 무언가를 먹고 싶다면 다른 대체재를 찾아야 한다. 달지만 당류가 없는 제로 칼로리 음료나 무가당(당을 첨가하지 않았을 뿐 그 자체로 당류가 많이 포함되어 있다) 음료보다는 비타민과 무기질, 섬유소가 풍부한 과일을 먹는 것이 좋다.

과일의 단맛은 설탕과는 다른 건강한 단맛이다. 그렇다고 양껏 먹어서는 곤란하다. 과일에 들어 있는 당 역시 쉽게 흡수되고 지방으로 빠르게 전환되기 때문이다. 식사를 과일로 대체한다거나 규칙적으로 많은 양의 과일을 먹는 것은 좋지 않다. 가장 좋은 과일은 토마토이다. 토마토는 칼로리와 GI 지수 모두 낮기 때문에 같은 양을 먹어도 살이 덜 찐다. 또한 수분과 식이섬유가 풍부하여 다이어트 때 겪을 수 있는 변비를 예방하는 데도 좋고, 떨어진 혈당을 달래기에 충분하다. 특히 방울토마토는 휴대하기 편해서 다이어트에 아주 좋은 과일이다.

먹는 양을 과도하게 줄이는 것보다 먹지 말아야 하는 음식을 먹지 않는 것이 중요하다. 당신의 인생에서 당분을 줄이면 체중 또한 당연히 줄어들 것이다. 먹지 않아야 빠지는 것이 아니다. 제대로 먹어야 빠진다. 당분의 유혹에서 벗어나 즐겁게 다이어트하자.

야식을 끊어야 살이 빠진다

전 세계를 통틀어 한국만큼 '야식'이 발달한 나라를 찾아보기도 어렵다. 한밤중에도 주문할 수 있는 것은 물론 놀라우리만큼 빠르다. 발달된 야식 문화가 어떤 이들에게는 축복이지만, 다이어트를 꿈꾸는 사람들에게는 치명적인 장애물이다. 치킨, 족발, 곱창, 피자 등 종류에 구애받지 않고 먹고 싶은 음식을 선택할 수 있다. 편의성과 다양성이 큰 만큼 다이어트를 하는 사람들에게는 불행한 환경이다. 야식에는 또 다른 문제점이 숨어 있다. 보통 배달 가능한 최저 주문 가격이 정해져 있는데, 한마디로 1인분만 주문할 수는 없다. 결국 고칼로리 음식을 1인분 이상 먹을 가능성이 높다.

그래서 생겨난 것이 바로 '야식증후군'이다. 잠자기 전에 야식을 꼭 챙겨 먹는 증상을 뜻하는데, 야식을 먹지 않으면 잠이 오지 않는 것을 포함하는 개념이다. 야식을 먹지 않으면 왜 잠이 오지 않을까? 바로 호르몬 때문이다.

스트레스가 야식으로 이어지는 이유

잠들기 위해서는 기본적으로 '멜라토닌'이라는 호르몬이 있어야 한다. 멜라토닌은 밤에 분비되는 호르몬으로 체내 리듬을 조절하여 잠이 들게 한다. 스트레스가 많이 쌓이다 보면 몸속에서 행복 호르몬이라고 불리는 세로토닌의 분비가 줄어드는데, 세로토닌은 멜라토닌의 전구물질이다. 세로토닌에 의해 멜라토닌이 만들어지므로 세로토닌 분비량이 줄어들면 자연히 멜라토닌의 양도 줄어들어 잠이 오지 않는 것이다. 일단 기본적으로 야식증후군에 시달리는 사람은 스트레스가 많기 때문에 수면에도 문제가 있게 마련이다.

스트레스로 인해 멜라토닌의 양이 줄어들면 우리 몸은 그나마 남은 세로토닌을 뇌로 전달하려 한다. 이때 꼭 필요한 것이 바로 '탄수화물'이다. 탄수화물이 있어야 세로토닌이 뇌로 전달되고, 어둠과 만나 멜라토닌으로 변화하여 적절한 수면에 들게 한다.

결국 스트레스를 받으면 잠에 빠지게 하는 호르몬의 대사가 깨지고, 잠을 자기 위해 몸에서는 탄수화물을 요구하여 야식으로 이어지는 것이다. 스트레스를 많이 받은 사람들이 야식을 먹지 않으면 잠이 오지 않는 이유가 여기에 있다. 실제로 야식 메뉴를 보면 탄수화물이 압도적으로 많다.

탄수화물을 섭취하면 실제로도 잠이 잘 올까? 사실은 그렇지 않다. 세로토닌이 뇌로 전달되는 과정에서는 탄수화물의 도움을 받을 수 있다. 하지만 밤늦게 섭취한 야식은 결국 소화계를 깨워버린다. 즉, 자율신경계를 활성화해서 멜라토닌을 억제하여 깊은 잠을 이루지 못하게 하는 것이다.

한마디로 밤에 야식을 먹으면 잠도 안 올뿐더러 살도 찐다. 늦은 시간에 음식을 먹으면 낮에 먹을 때보다 살이 더 많이 찐다. 그 이유는 우리 몸이 낮에는 활동하며 소모하는 쪽으로 대사가 진행되지만, 밤에는 휴식하며 수렴하는 쪽으로 대사가 일어나기 때문이다. 따라서 낮에 먹는 고칼로리 음식보다 밤에 먹는 고칼로리 음식이 비만에 치명적이다.

고칼로리 상태에서 잠 못 드는 밤

또한 야식의 문제점은 늦은 밤 고칼로리 음식과 함께 술을 곁들이기 쉽다는 것이다. 술은 종류에 관계없이 같이 먹는 음식들을 지방으로 저장하게 만든다. 특히 내장지방으로 저장해서 불룩한 복부를 만드는 데 일조한다. 야식을 먹으면서 술을 마시다 보면 어느 순간 감당할 수 없이 늘어난 뱃살과 마주하게 된다. 야식을 먹고 바로 누워 자면 만성 위염이나 역류성 식도염에 걸릴 확률이 높다. 역류성 식도염을 호소하는 사람들 중에는 저녁 식사를 늦게 하거나 야식을 즐겨 먹는 사람들이 많다.

야식이 몸에 좋지 않다는 것은 누구나 알고 있다. 그렇다면 야식을 끊기 위해서는 어떻게 해야 할까? 첫째 세끼를 규칙적으로 먹어야 한다. 야식증후군을 겪고 있는 사람들은 대부분 아침을 거의 먹지 않는다. 밤늦게 먹고 자는데 아침에 입맛이 있을 리가 없다. 속이 조금 부대끼더라도 억지로 아침을 먹다 보면 2주일 뒤에 적응이 될 것이다. 그래도 힘들면 저녁을 굶고 잠들어라. 며칠 반복하다 보면 저절로 아침에 입맛이 생길 것이다.

둘째, 햇빛을 받으며 산책하는 것이다. 적어도 30분 정도 밖을 거닐면서 햇빛을 쬐는 것만으로도 충분히 스트레스 해소가 된다. 햇빛을 충분히 받으면 세로토닌이 합성되어 밤에 잠드는 것뿐 아니라 스트레스를 해소하는 데도 도움이 된다.

셋째 야식을 끊을 수 없다면 좋은 음식을 먹는다. 고칼로리의 탄수화물이나 튀긴 음식은 건강에 치명적이다. 채소나 저칼로리 과일, 콩류, 해조류, 곡류 등 혈당 수치를 올리지 않는 음식이 좋다. 아니면 양질의 단백질을 먹는 것이 포만감에도 좋고 혈당을 급하게 올리지 않는다.

체중을 감량했다가도 요요현상으로 병원을 다시 찾는 사람들은 한결같이 식이 조절을 하지 못하고 야식을 먹게 되었다고 호소한다. 살이 안 찐 사람도 야식을 먹으면 당연히 살이 찐다. 야식을 먹는 습관을 버리고 식이 조절을 한다면 당연히 체중이 줄어들고 몸도 건강해질 것이다.

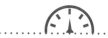

마실 수도, 끊을 수도 없는
그 못된 놈, 술

'이슬'만 마셔도 살찐다

다이어트를 위해 병원을 찾은 사람들 중에는 가끔 "곡기는 끊어도 술은 못 끊겠다"고 말하는 사람들이 있다. 주 2~3회 이상 술자리를 가지는 사람들이다. 자의든 타의든 반복된 음주에 익숙해지다 보면 생활 패턴을 바꾸기가 어렵다. 주위 사람들도 비슷한 생활 패턴을 가지고 있기 때문에 더더욱 빠져나오기가 쉽지 않다. 술자리는 빠질 수 없고 살은 빼야겠다는 사람들은 비장한 표정으로 선언한다. 이제부터 안주는 먹지 않고 술만 먹겠노라고. 곡물주인 맥주나 막걸리는 먹지 않고 증류주인 소주만 들이켜는 사람들도 있다. 심지어 소주 안주로 맥주를 마시기도 한다. 안주를 먹지 않으면 술을 아무리 많이 마셔도 살이 찌지 않는 것일까?

알코올은 '텅 빈 칼로리^{Empty Calorie}'다. 즉, 에너지로 바로 사용되며, 단백질, 탄수화물, 지방 등 다른 영양소처럼 몸에 축적되지 않는다. 그렇다고 '0칼로리'라는 뜻은 아니다. 알코올은 1그램당 7칼로리의 에너지를 내는 고열량 식품이다. 아세트알데히드 자체는 살을 찌우지 않지만 술과 함께 먹는 안주의 칼로리가 지방으로 고스란히 저장된다. 즉, 술로 인해 영양분이 충분히 들어온 상태라고 인식한 우리의 몸은 추가로 들어오는 안주는 간과 글리코겐에 영양분으로 저장하지 않고 바로 지방세포에 저장해버리는 것이다. 그렇게 해서 술살 아닌 술살이 우리 몸 깊숙이 저장된다. 특히 이때 알코올은 술과 함께 먹은 음식들을 복강 내 지방으로 바꿔서 심각한 복부비만을 초래한다.

그렇다면 안주를 먹지 않고 술만 마시면 되는 것일까? 그렇지 않다. 안주를 아예 먹지 않고 술만 마시는 것은 건강을 해치는 지름길이다. 술은 비타민, 무기질, 단백질 등의 합성을 방해하여 인체의 균형을 깨뜨린다. 안주 없이 술만 계속 마시면 소화기관에 극심한 손상을 줄 수 있다. 또한 지방간, 간경변 등 치명적인 질병을 초래하기도 한다.

도저히 술을 끊을 수 없는 당신을 위한 해결책

다이어트 중에 술을 마시는 사람은 둘 중 하나이다. 회식 자리에 어쩔 수 없이 참석하거나, 평소에도 일주일에 3~4회 이상 술을 마시던 헤비 드렁커$^{Heavy\ Drunker}$이다. 이들은 다이어트를 시작하기조차 쉽지 않을 것이다. 다이어트에 성공하려면 술을 끊어야 하는데, 쉽지 않다는 것을 누구보다 잘 알기 때문이다.

그렇다면 자발적 또는 비자발적으로 술을 끊지 못하는 사람들은 다이어트에 성공할 수 없는 것일까? 그렇지는 않다. 술을 마시면서도 다이어트를 할 수 있다. 물론 술을 아예 마시지 않는 것이 다이어트에 가장 도움이 된다. 하지만 항상 최선의 선택만을 할 수는 없지 않은가? 100점이 아닌 80점으로도 충분히 합격할 수 있다. 100점이 아닐 바에야 빵점을 맞겠다는 사람은 없을 것이다. 이제부터 '술'을 마시면서 다이어트를 하는 80점짜리 답안지에 대해 알려주겠다.

술을 신중히 선택하라

소주냐 맥주냐, 그것이 문제로다. 술을 마실 때 가장 고민되는 것은 바로 술의 종류를 선택하는 것이다. 곡물주인 맥주보다 소주가 더 나을 것 같기도 하다. 그런데 도수가 높은 술은 칼로리도 덩달아 높다고 하니 망설여진다. 술의 종류만 생각한다면 맥주보다 소주가 더 낫다. 비밀은 알코올에 함유된 '당질의 양'에 있다. 당질이 많은 음식을 먹으면 몸속에 체지방이 쌓일 확률이 높다. 술도 마찬가지다. 따라서 당질이 높은 술은 삼가는 것이 좋다. 당질이 높은 술에는 어떤 것들이 있을까?

쉽게 말해 소주나 브랜디, 위스키 같은 증류주가 아닌 술은 모두 당질이 높다고 생각하면 된다. 곡물이나 과즙을 알코올로 발효시킨 것들이 여기에 해당한다. 예를 들어 과일로 만든 와인, 곡물로 만든 맥주나 막걸리, 사케 등은 모두 살이 찌기 쉬운 술이다. 특히 맥주나 스파클링 와인 등 도수가 낮은 술은 같은 양의 독주보다 더 많은 양을 섭취하기 쉽다. 앉은 자리에서 맥주 1리터 이상 해치우는 사람들을 보면 항상 배가 불룩하게 나와 있다. 맥주는 뱃살을 찌우는 일등공신이다.

다음으로 술을 한 번에 많이 마시지 않아야 한다. 도수 낮은 술은 천천히 마시고, 도수 높은 술은 물을 많이 마시는 것이 좋다. 한 번에 털어 넣는 습관도 지양해야 한다. 피할 수 없는 술자리라면 참석하되 양을 최소화해야 한다. 예전처럼 술자리마다 참석하면서 똑같이 마신다면 절대 살이 빠지지 않는다. 일주일에 5~6회 술을 마시던 사람은 일주일에 1~2회, 일주일에 1~2회 술을 마시던 사람은 1~2주에 1회로 횟수와 더불어 먹는 양도 줄여야 한다.

어쩔 수 없이 술을 마셔야 하는 상황이라면 양주보다는 소주, 소주보다는 맥주 등으로 낮은 도수를 선택하는 것이 좋다. 또한 술 한 잔을 마실 때마다 물 한 잔을 곁들이는 방식으로 실제 몸이 느끼는 알코올의 도수를 낮추는 것도 중요하다. 물을 계속 마시면 포만감이 증가하여 안주의 양도 줄이는 효과가 있다. 말 그대로 '배불러서' 술을 많이 못 마시게 되니 그야말로 일석삼조다.

어떤 안주가 다이어트에 도움이 될까

또한 안주도 조금 더 신경 쓸 필요가 있다. 물론 술자리를 피하는 것이 가장 좋지만 어쩔 수 없이 참석할 경우 안주를 제한해야 한다. 술과 함께 들어가는 탄수화물은 고스란히 복부에 쌓인다. 과일도 당류이기 때문에 저녁에 술과 함께 먹으면 당연히 살이 찐다. 하지만 정제된 탄수화물, 예를 들어 면류나 밀가루, 튀김보다는 훨씬 낫다. 거듭 말하지만 술과 함께 고칼로리의 안주를 먹는 것은 비만으로 가는 급행열차를 타는 것과 같다.

　가장 좋은 안주는 저지방 고단백 음식이다. 예를 들어 양념을 최소화한 생선회나 생선이 들어간 국, 두부, 견과류, 닭가슴살, 해조류 혹은 버섯 샐러드 등이 좋다. 저지방 고단백 음식이 없다면 과일이나 채소가 풍부한 음식이 차선책이다. 한 가지 팁을 주자면, 예정된 술자리에 가기 전에 미리 식사를 하는 것이 좋다. 술자리에서 먹는 음식으로 저녁을 때우겠다는 생각은 매우 위험하다. 허기진 상태에서는 평소보다 더 많이 먹게 되기 때문이다. 특히 술자리에서는 우리가 다이어트를 하면서 먹지 못했던 음식들이 많이 나온다. 다이어트를 하는 내내 겨우 피했던 음식을 한꺼번에, 그것도 술과 함께 마주하는 것이다. 최대한 술자리를 피하고, 최대한 적게 먹고, 이왕이면 살이 안 찌는 안주를 먹어라. 생선회, 생선국, 견과류, 두부, 버섯 또는 해조류, 샐러드, 닭가슴살 등이 좋다.

　술은 적당히 마시면 몸에 긍정적인 효과를 준다. 술은 기본적으로 몸의 긴장을 덜어주기 때문에 스트레스에 지친 현대인에게 적당량의 술은 약이 될 수 있다. 그러나 다이어트에는 독이 될 뿐이다. 서너 잔만 마셔도 밥 한 공기 열량을 내기 때문에 한 번의 술자리가 며칠 또는 몇 달간의 체중 감량을 위한 노력을 무색하게 만든다. 다이어트를 결심한 애주가들이 금주하지 않으면서 체중을 감량하는 방법에 대해 설명하고는 있지만 사실은 이렇게 말하고 싶다. "밥을 굶지 말고 술을 굶으세요! 술을 빼야 살도 빠집니다!"

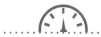

마음에서 시작되는 비만,
스트레스

왜 스트레스를 받으면 살이 찌는 걸까?

살이 찐 사람들은 외모에 대해 색다른 칭찬을 듣게 된다. 얼굴이 참 복스럽게 생겼다든지, 인상이 좋아 보인다든지. 그래서 살찐 사람들은 성격도 느긋하지 않을까 짐작된다. 마음이 늘상 편안하기 때문에 살이 찐다고 생각하는 것이다. 예민하고 신경질적인 사람보다 성격이 좋고 스트레스에 덜 민감한 사람들이 상대적으로 살이 잘 찌는 것일까? 살이 찐 사람은 마른 사람들보다 후덕한 인품을 가지고 있을까?

사실은 그렇지 않다. 물론 살이 찐 사람들이 성격이 좋지 않다는 뜻은 아니다. 오히려 스트레스의 결과물일 수 있다는 뜻이다. 과도한 스트레스로 인해 살이 찌고, 살이 쪄서 더 스트레스를 받는 악순환의 고리 사이에 바로 비만이 있다.

스트레스가 살을 찌운다

우울증 및 조울증 환자의 4분의 3이 BMI 25 이상(비만)이라는 연구 결과가 있다. 우울증 및 조울증 환자의 경우 비만 유병률 자체도 1.5배 이상 높다. 기분 장애와 비만의 연관성에 대한 연구도 활발하게 진행 중이다. 스트레스를 받으면 오히려 살이 찐다는 근거는 충분하다. 그렇다면 스트레스를 일시적으로 받을 때와 만성적으로 받을 때 몸의 반응 기전에 대해 알아보자.

스트레스를 받으면 식욕이 떨어진다는 예상과 달리 실제로는 식욕이 더 당기는 사람들이 많다. 이를 '스트레스성 식욕'이라고 한다. 스트레스를 받으면 분비되는 대표적인 호르몬이 '코르티솔'이다. 사고를 당하거나 시험에 떨어지는 등 스트레스 상황에 맞닥뜨리면 이 코르티솔이 다량 분비된다. 코르티솔은 스트레스에 대응하기 위해 몸에 에너지를 축적하려고 한다. 따라서 식욕이 증가하고 남은 에너지를 지방으로 전환해서 에너지 소모를 줄이는 방향으로 대사를 돕는다. 바로 이 코르티솔 때문에 스트레스를 받으면 자꾸 식욕이 당기는 것이다.

급성 스트레스의 경우 해당 상황이 끝나면 코르티솔 분비량이 줄어들어 정상적으로 회복된다. 하지만 과중한 업무나 수면 부족 등 만성적인 스트레스의 경우 코르티솔 분비량이 지속적으로 올라간다. 코르티솔은 또한 식욕을 억제하는 호르몬 분비를 억제한다. 따라서 만성적으로 코르티솔 분비량이 올라간 상태에서는 지속적으로 식욕이 증가하고 조절되지 않는 상태가 된다. 결과적으로 인슐린 저항성을 증가시켜 체내에 들어오는 음식이 지방으로 축적된다. 이러한 이유 때문에 지속적으로 스트레스를 받으면 살이 빠지기보다 살이 찌는 것이다.

그렇다면 반대의 경우는 어떨까? 행복감을 느끼면 살이 찔까 아니면 빠질까? 행복감을 느끼면 뇌에서는 '세로토닌'이라고 불리는 호르몬이 분비된다. 세로토닌이 분비되면 편안하고 안정된 기분을 느낀다. 세로토닌은 중추신경계에 2~3퍼센트밖에 존재하지 않지만 장陽에는 무려 95퍼센트나 존재한다. 즉, 그 어떤 호르몬보다 '먹는 것'과 관련이 깊은 호르몬이다. 스트레스를 받으면 단것이 당기는 것은 뇌에서 세로토닌 분비를 촉진하기 위함이다. 단것을 먹으면 뇌에서 세로토닌 생산을 촉진하기 때문에 일시적으로 기분이 좋아진다. 배가 고프지 않은데도 무언가 계속 먹고 싶고 단것이 당긴다면 만성적인 스트레스가 원인일 수 있다.

결론적으로 스트레스를 최대한 줄이는 것이 다이어트의 지름길이라고 할 수 있다. 스트레스가 없으면 코르티솔의 농도도 올라가지 않을 것이고, 만성적인 식욕 증가로 살이 찌는 일도 없을 것이다. 하지만 모든 스트레스 상황을 피하기는 불가능하다. 일이 힘들다고 직장을 그만둘 수는 없지 않은가? 그렇게 된다면 생계 문제로 더 극심한 스트레스를 받게 된다.

스트레스를 피하는 방법

코르티솔 분비량을 줄이고 행복 호르몬인 세로토닌의 양을 늘리려면 어떻게 해야 할까? 우선 세로토닌 분비량을 늘리기 위해서는 햇볕을 자주 쬐고 심호흡과 명상을 자주 하면서 좋은 음악을 자주 듣는 것이 도움이 된다. 기분 좋은 생각을 많이 하고 단백질 음식을 많이 섭취하는 것도 좋다. 세로토닌을 만드는 주원료가 단백질이기 때문이다.

스트레스를 조금이라도 덜 받으려면 첫째 규칙적이고 꾸준하게 운동한다. 운동은 스트레스를 푸는 대표적인 활동이다. 운동을 하면 엔도르핀이 분비되어 스트레스를 해소한다. 건강한 정신은 건강한 신체에서 나온다. 평소 꾸준한 운동으로 체력을 단련하면 스트레스 상황도 이겨내고 다이어트에도 도움이 된다.

둘째 잠을 충분히 자야 한다. 규칙적인 수면일수록 좋다. 잠을 자는 동안 우리 몸은 휴식을 취하면서 지친 몸을 회복한다. 푹 자고 일어나면 쌓였던 스트레스도 상당 부분 해소되고 기분도 좋아진다. 반대로 수면을 제대로 취하지 못하면 스트레스가 더욱 증폭될 수 있다.

마지막으로 대인 관계를 원만하게 유지하는 것이 좋다. 인간관계가 좋을수록 스트레스 해소에 도움이 된다. 스트레스가 쌓였을 때 자신을 지지해주는 사람들이 주위에 있다는 사실만으로도 큰 위안이 된다. 스트레스 상황에 대해 같이 고민하고 이야기를 들어줄 사람이 있다면 이미 스트레스의 절반은 해소된 것이나 마찬가지다. 여기에 더하여 부정적인 감정이 들게 하는 인간관계는 하루빨리 청산하는 것이 좋다.

스트레스 혹은 정신적인 허기 때문에 식욕이 당긴다면 스트레스를 해소하는 것이 곧 다이어트의 지름길이다. 마음을 다스리고 행복해지면 살이 빠지는 간단한 원리를 지킨다면 다이어트에 성공할 수 있다.

있는 그대로의 나를 받아들여라

다이어트를 하면서 겪게 되는 끊임없는 갈등과 유혹, 그 사이에서 규칙을 지키지 못하는 자신을 탓하다 보면 또다시 스트레스가 쌓인다. 보통 다이어트에 실패하면 의지력이 약한 자신을 탓하며 폭식으로 이어지기 쉽다. 지금부터 음식에 대한 욕구를 조절하고 불만에 따른 스트레스가 과식으로 이어지는 것을 막아줄 하나의 해결책을 설명하고자 한다. 바로 부정적인 생각을 없애주는 'EFT^{Emotional Freedom Techniques}'이다.

무언가를 먹고 싶은 생각과 먹고 싶지 않다는 상충된 생각은 항상 함께 나타난다. 먹고 싶을 때 마음껏 먹으면 그 순간은 무척 행복하고 기쁠 것이다. 하지만 그 이면엔 살이 찌지 않을까 하는 두려움이 있다. 이렇게 죄책감을 가지고 음식을 먹으면 즐기지도 못하고 살은 살대로 찐다. 배가 고파서 음식을 먹든, 인내심을 발휘해서 식욕을 억제하든 최선의 결정으로 만들어줄 마인드 컨트롤러가 필요하다. 그것을 실현해 줄 방법이 바로 EFT다. 미국의 게리 크레이그가 만든 심리치료법인 EFT는 심리적 문제점을 한의학의 경혈을 두드리면서 자기 의식 속에 떠올리는 것이다.

1단계 : 내가 안고 있는 문제를 확인하고 고통지수를 확인한다.

다이어트를 위해 식이 조절을 하지 못한다는 이유로 받고 있는 고통지수를 0~10 중에서 정한다. 가장 적은 고통지수가 0, 최대치가 10이다. 이를 주관적 고통지수^{SUD}라고 한다.

2단계 : 수용 확언 문장을 만들고 손날을 두드리며 표현한다.

'나는 비록 _____ 일지라도, 그런 나 자신을 온전히 받아들이고 깊이 사랑합니다'와 같은 어구를 만든다. 예를 들어 많이 먹는 자신 때문에 스트레스라면 '나는 음식을 필요 이상으로 많이 먹지만 그런 나 자신을 온전히 받아들이고 깊이 사랑합니다'라고 문장을 만든다. 그리고 이 문장을 머릿속으로 생각하거나 말하면서 손날을 두드린다.

3단계 : 연상 어구를 반복하며 연속적으로 두드린다.

'나는 음식을 필요 이상으로 많이 먹지만 그런 나 자신을 온전히 받아들이고 깊이 사랑합니다'에서 연상 어구는 '음식을 필요 이상으로 많이 먹는다'이다. 이 연상 어구를 머릿속으로 떠올리거나 말하면서 찬죽혈, 동자료혈, 승읍혈, 수구혈, 승장혈, 수부혈, 대포혈, 기문혈, 소상혈, 상양혈, 중충혈, 소충혈, 후계혈을 차례로 두드린다.

- 찬죽혈 : 눈썹 안쪽 끝부분
- 동자료혈 : 눈가 끝부분

- 승읍혈 : 눈동자 밑 2.5센티미터
- 수구혈 : 코와 입술 사이 정중앙
- 승장혈 : 아랫입술과 턱 사이 정중앙
- 수부혈 : 빗장뼈 안쪽 끝 바로 밑
- 대포혈 : 겨드랑이 아래 옆구리 6~7번째 갈비뼈 사이
- 기문혈 : 젖꼭지 아래 6~7번째 갈비뼈 사이
- 소상혈 : 엄지손가락 손톱 아래 바깥쪽
- 상양혈 : 집게손가락 엄지 쪽 손톱 아래
- 중충혈 : 가운뎃손가락 엄지 쪽 손톱 아래
- 소충혈 : 새끼손가락 엄지 쪽 손톱 아래
- 후계혈 : 손목과 새끼손가락 사이 손날

4단계 : 손등을 두드리며 머릿속을 비운다.

손끝으로 약지와 새끼손가락 중간의 손등 부위를 두드리면서 다음과 같은 과정을 반복한다.

① 눈 감기 → ② 눈 뜨기 → ③ 눈동자 움직여(고개는 고정) 왼쪽 아래 쳐다보기 → ④ 오른쪽 아래 쳐다보기 → ⑤ 눈동자 시계 방향으로 돌리기 → ⑥ 눈동자 시계 반대 방향으로 돌리기 → ⑦ 2초간 허밍 → ⑧ 소리 내서 숫자 세기 → ⑨ 2초간 허밍

5단계 : 연상 어구를 되뇌며 연속적으로 두드린다.

4단계까지 진행했다면 3단계까지 한 번 더 반복한다. 연상 어구를

되뇌며 ① 찬죽혈 → ② 동자료혈 → ③ 승읍혈 → ④ 수구혈 → ⑤ 승장혈 → ⑥ 수부혈 → ⑦ 대포혈 → ⑧ 기문혈 → ⑨ 소상혈 → ⑩ 상양혈 → ⑪ 중충혈 → ⑫ 소충혈 → ⑬ 후계혈 순서로 두드린다.

6단계 : 부정적인 감정이 어느 정도 해소되었는지 확인한다.

모든 단계가 끝나면 처음의 주관적 고통지수가 줄어들었는지 확인한다. 보통은 여러 번 반복해야 효과가 크기 때문에 주기적으로 꾸준히 진행하는 것이 좋다.

자신을 고통스럽게 만드는 주관적 고통지수가 줄어들면 자신을 억누르던 스트레스나 강박감에서 조금 자유로워진다. 거듭 말하지만 스트레스에서 벗어나야 살이 빠진다. 마음 수련이 중요한 이유다. 이러한 수용 확언과 마음 수련 단계인 EFT에 익숙해지면 하루에 5분도 걸리지 않는다. 5분 투자로 감정의 고통에서 벗어나고 스트레스를 줄일 수 있는 것이다. 스트레스를 줄이면 체중도 움직인다. 근원적인 부정적인 생각을 찾아서 EFT를 진행하자. 분명 한결 밝아진 자신을 발견할 수 있을 것이다.

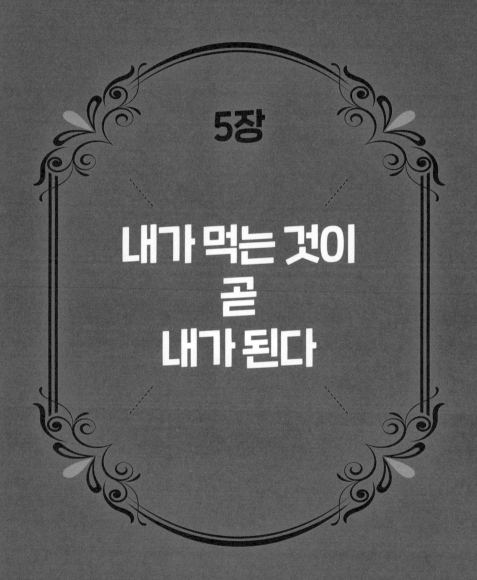

5장

내가 먹는 것이
곧
내가 된다

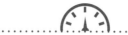

좋은 탄수화물,
나쁜 탄수화물

탄수화물 완전 제한은 금물이다

한때 탄수화물을 극도로 줄이는 다이어트가 유행한 적이 있다. 살을 찌우는 가장 큰 원인이 바로 탄수화물의 분해 산물인 '당'이라는 인식에 근거한 것이다. 혈액 속에 포도당이 많이 떠돌면 인슐린이 그 포도당을 잡아서 지방에 저장하고, 살뜰하게 쌓인 지방들이 살덩이를 만든다는 원리다. 하지만 이 말은 절반은 맞고 절반은 틀리다. 극단적으로 '탄수화물=당류=완전 제한'이라는 공식을 세우는 것은 곤란하다. 탄수화물을 다이어트의 주적으로 낙인찍는 것은 잘못이다. 탄수화물은 식생활에서 빼놓을 수 없는 가장 중요한 영양소이기 때문이다. 탄수화물을 빼고 정상적인 영양 섭취를 할 수 없다. 그렇다면 우리가 피해야 할 탄수화물은 어떤 것일까?

탄수화물의 질이 중요하다

중요한 것은 탄수화물의 종류, 즉 탄수화물의 질이다. 가장 좋지 않은 것은 정제된 탄수화물, 즉 백색의 탄수화물이다. 밀가루, 흰쌀밥, 설탕 등이 해당한다. 빵, 라면, 과자, 탄산음료 등 정제된 탄수화물로 만든 식품들이 도처에 깔려 있다. 쉽게 구입해서 간단하게 한 끼 때울 수 있는 것들은 대부분 정제된 탄수화물이다.

정제된 탄수화물이 우리의 일상으로 들어온 지는 약 1만여 년 되었다. 정제된 탄수화물이 우리의 식탁을 지배한 이후로 인류는 살이 찌고 비만으로 인한 각종 질병에 시달리게 되었다. 원래 인간은 무언가를 정제해서 먹지 않았다. 그렇기 때문에 우리의 몸도 거기에 적응할 시간적 여유가 없었다. 정제된 탄수화물은 어떤 기전으로 우리를 살찌울까?

우리 몸속에 탄수화물이 들어가서 혈액 속으로 흡수되려면 포도당으로 분해되어야 한다. 설탕, 과당과 같은 단순당은 복합당보다 포도당으로 빨리 분해되기 때문에 혈당을 빨리 올린다. 혈당이 빨리 오르면 인슐린도 과다하게 분비되고, 인슐린이 많이 분비되면 살이 찐다. 혈당을 빨리 올리는 음식을 지수로 나타낸 것이 GI이다. GI를 참고하면 어떤 음식이 혈당을 빠르게 올려 살을 더 많이 찌우는지 알 수 있다. 정제된 탄수화물로 만든 식품은 대부분 GI가 높은 편이다.

저탄수화물 다이어트

이러한 작용 기전을 피하기 위해 탄수화물 섭취량 자체를 극단적으로 줄이는 것이 저탄수화물 다이어트다. 물론 기존에 먹던 양보다 줄이면 살이 빠지는 효과가 있다. 하지만 탄수화물을 아예 금지할 수는 없다. 탄수화물이 분해되어 포도당이 되는데, 평소 당류를 즐겨 먹던 사람이 탄수화물을 갑자기 끊으면 심각한 금단증상이 나타난다. 몇 주는 당류를 먹지 않고 생활할 수 있지만 곧 심각한 무기력감과 권태감에 빠져든다. 금식은 폭식으로 이어지기 쉽다. 완전히 금하다 어느 순간 참지 못하고 폭식하게 된다. 이때 섭취하는 것은 더 달고 혈당을 많이 올리는 단순당일 가능성이 높기 때문에 다이어트는 하루아침에 무산된다. 요요현상이 따르는 것은 당연하다.

탄수화물은 반드시 섭취해야 할 영양소이기 때문에 극도로 줄이거나 아예 끊으면 뇌졸중 발병률이 높아진다는 연구 결과도 있다. 더구나 탄수화물을 아예 먹지 않는데도 체지방이 잘 줄어들지 않고, 오히려 얼굴 살이 빠져 퀭해 보이는 경우가 많다. 따라서 미용을 위해 다이어트를 하는 사람일수록 탄수화물 완전 제한 다이어트를 피해야 한다.

좋은 탄수화물을 먹어라

탄수화물을 무조건 먹지 않는 것이 아니라 나쁜 탄수화물을 제한하고 좋은 탄수화물 위주로 섭취해야 한다. 나쁜 탄수화물은 설탕,

과당과 같은 단순당으로 몸속에 들어와 혈당을 빨리 올려서 인슐린 분비량을 과다하게 촉진하는 것들이다. 인슐린은 포도당을 붙잡아 간이나 근육으로 보내서 글리코겐으로 저장하거나 사용되지 않은 당을 지방으로 전환해서 저장하는 역할을 한다. 빵, 밀가루, 과자, 면류가 단순당에 해당한다. 다이어트 기간에는 최대한 단순당을 피하는 것이 좋다. 그렇다면 어떤 탄수화물들이 내 몸에 좋을까?

내 몸에 좋은 탄수화물

단순당처럼 혈당을 빨리 올리지 않는 모든 탄수화물은 몸에 좋다. 탄수화물이 내 몸속으로 들어와 포도당으로 쪼개져 혈액에 흡수될 때 혈당이 얼마나 빨리 그리고 높이 올라가는지를 나타내는 GI를 참고하면 한층 이해하기 쉽다. 단순당이라고 해서 모두 혈당을 과다하게 올리는 것도 아니다. 예를 들어 사과, 오렌지 등은 단순당이 함유되어 있지만 과도한 인슐린 분비를 유도하지 않는다. 따라서 단순당 또는 복합당이 좋은 탄수화물과 나쁜 탄수화물을 구분하는 절대적인 기준은 아니다.

GI가 높은 음식은 혈당을 빠르게 높여서 인슐린을 과도하게 분비하고, GI가 낮은 음식은 혈당을 서서히 높여서 안정적으로 유지할 수 있도록 도와준다. 보통은 GI가 70 이상이면 당지수가 높다고 하고, 50 이하면 낮다고 말한다. 51~60은 중간 정도라고 생각하면 된다. 밥, 빵, 면 등 탄수화물 음식들은 주로 당지수가 높은 편이다. 채소 중에서도 감자, 호박, 옥수수 등은 당지수가 높다. 케이크, 도넛,

탄산음료의 당지수도 높다.

결론적으로 GI가 최대한 낮은 식품을 먹는 것이 좋다. 하지만 당근과 초콜릿 중에 당근의 GI가 초콜릿의 GI보다 높다. 그렇다면 다이어트를 할 때 당근보다 초콜릿을 먹는 것이 더 도움이 될까? 결코 그렇지 않다.

이러한 오류는 잘못된 측정 시료에서 비롯된다. GI는 당근에 들어 있는 포도당 50그램, 초콜릿에 들어 있는 포도당 50그램을 기준으로 같은 양의 포도당을 먹었을 때 혈당이 올라가는 속도를 지수로 나타낸 것이다. 다시 말해 당근을 통해 50그램의 포도당을 섭취하기 위해서는 약 600그램 이상 먹어야 한다. 한 번에 당근을 그렇게 많이 먹을 수는 없다. 당근처럼 식이섬유가 풍부한 식품은 섭취할 수 있는 포도당의 양이 적기 때문에 아무리 많이 먹어도 초콜릿 같은 단당류만큼 혈당을 빨리 올리지 않는다. 당근과 같은 뿌리채소는 GI가 높은 편이다. 단순히 GI로 좋은 탄수화물 여부를 판별할 수 없는 이유다.

혈당을 천천히 올리는 식품

우선 과당과 포도당 등 단당류 식품은 피해야 한다. 탄산음료, 케이크, 도넛, 면류 등 정제된 탄수화물로 만든 식품이 여기에 해당한다. 그다음으로 GI를 활용하여 내 몸의 혈당을 최대한 천천히 올리는 식품을 선택한다. 마지막으로 섬유질이 풍부한 음식이 좋다. 이렇게 선택한 음식을 올바른 방법으로 조리해서 먹는 것도 중요하다. 같은 양이라도 구운 고구마와 삶은 고구마, 감자튀김과 감자칩, 삶은 감자와 양념에 조리한 감자의 GI가 각각 다르다.

좋은 탄수화물을 섭취하기 위해 흰쌀밥 대신 현미밥을 먹는 것도 효과적이다. 껍질로 둘러싸인 현미는 흰쌀에 비해 빠르게 분해되지 않는다. 훌륭한 섬유질 방탄복을 입고 있다고 생각하면 된다. GI도 현미는 60, 흰쌀은 90이다. 현미에는 탄수화물만 들어 있는 것이 아니라 섬유질, 비타민, 미네랄, 아미노산 및 필수지방이 들어 있고 면역력에 좋은 성분도 많이 함유되어 있다. 껍질과 씨눈을 제거한 흰쌀에는 이러한 영양분이 거의 들어 있지 않다. 현명한 사람들은 하루 세끼를 모두 현미밥으로 먹는다. 다이어트를 하더라도 하루에 한 공기 이상은 탄수화물을 섭취해야 오히려 체지방 분해에 도움이 된다. 대신 좋은 탄수화물을 섭취하라.

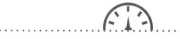

단백질도
따져가며 먹자

단백질을 꼭 먹어라

단백질은 다이어트에 아주 좋은 영양소다. 흔히 단백질 식품을 먹으면 살이 더 많이 찌기 때문에 다이어트를 위해서는 제한해야 한다고 생각하는데 아주 위험하고 잘못된 생각이다. 단백질은 근육이나 피부, 혈액, 머리카락 등 신체 조직을 구성하는 필수영양소이다. 아미노산 등 단백질이 분해된 산물들은 체내 호르몬이나 효소로 쓰여 신진대사를 돕는다. 단백질을 지나치게 제한하면 손발톱이 갈라지고 근육이 마르며 머리카락에 윤기와 힘이 없고 빠지기도 쉽다. 뼈도 약해지고 빈혈이 나타날 수도 있다. 그렇다면 단백질은 어떻게 다이어트에 도움이 될 수 있을까?

적게 먹어도 포만감은 더 큰 단백질

우선 단백질은 다른 영양소에 비해 인체에서 더 많은 에너지를 소비한다. 음식물이 소화, 흡수되는 과정에서 열이 발생하는데, 단백질은 다른 영양소에 비해 열을 많이 발생시킨다. 지방이 발생시키는 열은 미미하고, 당질은 약 10퍼센트, 단백질은 약 25퍼센트 가까이 발생시킨다. 즉, 100칼로리의 단백질을 섭취하면 25칼로리가 소비되는 것이다. 100칼로리의 당질을 먹는 것보다 100칼로리의 단백질을 먹는 것이 에너지 소비량이 2.5배 더 크다고 할 수 있다.

또한 단백질은 다른 영양소에 비해 위에 오래 머문다. 에너지가 많이 소비된다는 것은 그만큼 소화하는 데 오래 걸린다는 뜻이다. 위에 머무는 시간이 길수록 포만감이 오래간다. 탄수화물보다 적은 양을 먹어도 포만감이 더 크기 때문에 식이 조절에도 도움이 된다. 포만감이 오래가면 다음 식사에서 조금 적게 먹을 수 있다. 특히 저녁에 단백질을 든든하게 섭취하면 다음 날 과식이나 폭식을 예방하는 데 큰 도움이 된다. 또한 포만감으로 당질이나 탄수화물 섭취가 줄어들면서 인슐린 저항성을 개선하는 데도 좋다.

단백질이 다이어트에 좋은 이유는 그뿐만이 아니다. 단백질을 충분히 섭취하면 근육 증가에 도움이 된다. 체중 감량을 위해 식사량을 줄이다 보면 간은 뇌에 포도당을 공급하기 위해 근육에 있는 단백질을 분해한다. 그렇기 때문에 다이어트를 시작하면 근육량부터 줄어드는 것이다. 이를 피하기 위해 당질을 섭취해야 하는데, 그것만으로는 근육량의 감소를 막을 수 없다. 그 대신 단백질을 충분히 섭취하면 근육에 있는 단백질보다 섭취한 단백질에서 뇌로 가는 포도당을 합성하기 때문에 근육량이 줄어드는 것을 막을 수 있다.

단백질, 어떻게 먹어야 할까

그렇다면 단백질을 어떻게, 얼마나 먹어야 할까? 단백질을 과도하게 제한하거나 극단적으로 단백질만 먹는 것은 좋지 않다. 연구 결과에 따르면 1일 단백질 권장량은 성인의 경우 1킬로그램당 1그램 내외다. 몸무게가 60킬로그램인 성인은 하루에 60그램의 단백질을 섭취하는 것이 적당하다. 다이어트를 위해 식사량을 극단적으로 줄였다면 이것보다 조금 더 섭취하는 것이 오히려 도움이 된다. 건강보조식품으로 단백질을 섭취하는 것은 좋지 않다. 그리고 동물성 단백질과 식물성 단백질을 골고루 섭취하는 것이 훨씬 좋다.

1일 권장량 이상 과도하게 단백질을 섭취하면 단백뇨나 만성피로증후군 또는 신장에도 문제가 생길 수 있다. 물론 단백질은 포만감을 주기 때문에 음식으로 단백질을 과도하게 섭취하기는 힘들다. 하지만 단백질 파우더 등 건강보조식품으로 과도하게 단백질을 지속적으로 섭취하면 충분히 문제를 일으킬 수 있으니 주의하자.

단백질, 현명하게 먹자

그렇다면 어느 정도 먹어야 1일 권장량을 충족할 수 있을까? 보통 쇠고기나 닭고기 등에서 수분과 지방 등을 제외하고 나면 20퍼센트가 순수한 단백질이다. 1일 권장량이 60그램일 경우 고기 300그램을 먹어야 하는 것이다. 그러나 고기 300그램으로 단백질을 채우면 득보다 실이 더 많을 수 있다. 포화지방산 등 몸에 좋지 않은 것들까지 먹기 때문이나. 또한 동물성 단백질로만 섭취하면 오히려 뼈 건강에 좋지 않다. 혈액의 산성화를 막기 위해 뼈에서 칼슘이 빠져나오기 때문이다. 고기와 우유를 많이 마시면 오히려 골다공증을 유발한다는 것은 익히 알려진 사실이다.

그렇다면 어떻게 단백질을 섭취하는 것이 현명할까? 단백질은 체내에서 합성되시 않는 필수아미노산에 따라 완전단백질, 부분적 완전단백질, 불완전단백질로 나뉜다. 완전단백질은 신체의 성장과 기능을 유지하는 필수아미노산을 모두 또는 충분히 함유하고 있다. 대부분 동물성 단백질인 육류나 닭고기, 달걀, 우유 및 생선 등이 여기에 해당한다. 부분적 완전단백질은 필수아미노산이 들어 있으나 충분하지는 않은 것으로 견과류 및 대두 단백질이 여기에 해당한다. 마지막으로 불완전단백질이란 충분한 양의 필수아미노산을 함유하고 있지 않은 단백질을 말한다. 젤라틴이나 곡류 단백질 및 대두를 제외한 두류 단백질 등이 여기에 해당한다. 필수아미노산이 충분히 함유된 동물성 단백질을 섭취해 영양소의 균형을 유지해야 한다. 하지만 동물성 단백질만 섭취하면 콜레스테롤과 포화지방산이 늘어나므로 식물성 단백질도 고루 섭취해야 한다.

고기보다 생선을 먹어라

그렇다면 정확히 어떤 음식으로 단백질을 섭취하는 것이 다이어트에 도움이 될까? 포화지방산은 적고 단백질 함량은 높은 음식이 다이어트에 가장 좋다. 단백질 섭취가 늘어나면서 포화지방산까지 늘어나는 것은 좋지 않다. 따라서 육류와 어류는 물론 식물성 단백질도 골고루 섭취해야 한다. 식탁에서 접하기 쉬운 육류보다 어류를 챙겨 먹는 것이 중요하다. 특히 오메가-3가 풍부한 등 푸른 생선을 일주일에 두 번 이상 먹으면 좋은 지방과 단백질을 동시에 섭취할 수 있다.

두부와 콩류는 콜레스테롤 걱정 없는 식물성 단백질로 안심하고 먹어도 된다. 특히 콩의 단백질 함유량은 40퍼센트로 식물성 단백질 중 가장 높다.

그 외에 섭취하면 좋은 저포화지방산 고단백질 음식은 닭고기, 해산물, 달걀, 살코기, 저지방 유제품 등이다. 특히 닭가슴살은 포화지방이 적으면서 양질의 단백질이 풍부한 다이어트 음식이다. 닭고기를 먹을 때는 껍질을 벗겨내고 오로지 살코기만 먹어야 한다. 껍질에는 포화지방산과 콜레스테롤이 많기 때문이다. 생선의 경우 대구와 가자미 등은 지방이 거의 없고, 연어, 고등어, 꽁치는 불포화지방산이 풍부하여 건강에 좋다. 회로 먹는 것도 도움이 된다. 달걀은 특히 흰자에 단백질이 4그램가량 들어 있어 다이어트에 매우 좋다. 노른자에도 단백질이 들어 있지만 포화지방산과 콜레스테롤이 함께 들어 있기 때문에 하루에 1개 이상 먹지 않는 것이 좋다.

육류는 아주 풍부한 단백질 공급원이다. 하지만 칼로리가 높고 포화지방산과 콜레스테롤도 높다. 따라서 지방이 최대한 적은 부위가 다이어트에 도움이 된다. 갈비나 등심보다는 안심을 선택하자. 고기는 굽는 것보다 삶아서 지방을 빼고 먹는 것이 좋다. 우유나 요구르트, 치즈 등도 필수아미노산뿐 아니라 비타민, 미네랄이 풍부한 좋은 단백질 공급원이다. 그러나 유제품에는 당질과 포화지방산도 많기 때문에 너무 많이 먹으면 살이 찔 수 있다.

균형 잡힌 식사의 중요성

단백질은 다이어트를 할 때 굉장히 중요한 영양소다. 탄수화물은 일절 먹지 않고 오로지 단백질만 섭취하며 살을 빼는 '황제 다이어트'가 한때 인기를 끌었던 적도 있다. 하지만 한 가지 영양소만 섭취하는 방법은 권하지 않는다. 어떤 음식이든 한 가지만 먹으면 살이 빠지게 마련이다. 한 가지 음식만 먹으면 금방 질리기 때문에 많은 양을 먹기 힘들다는 원리다. 하지만 이런 다이어트는 오래 지속하기 힘들고, 건강에도 좋지 않다. 몸무게는 줄어들어도 영양소 결핍으로 건강을 해치게 마련이다. 오히려 단백질, 지방, 탄수화물, 미네랄이나 비타민 등 영양소를 고루 섭취해야 다이어트에 도움이 된다.

균형 잡힌 식사가 주는 즐거움은 오로지 혀로만 느낄 수 있는 것이 아니다. 단백질, 지방, 탄수화물이 풍요롭게 자리 잡은 식탁은 체중계에 올라서는 즐거움도 함께 선물할 것이다.

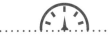

지방을 줄이면
살이 빠질까?

지방이 무조건 나쁘다는 오해와 편견

탄수화물과 단백질은 1그램당 4칼로리, 지방은 1그램당 9칼로리의 열량을 낸다. 상대적으로 고열량을 내는 지방이 살을 찌우는 원인이라는 오명을 썼던 시절이 있었다. 다이어트를 하려면 무조건 지방부터 줄여야 한다는 식이었다. 고칼로리의 지방을 줄이면 전체적인 칼로리 섭취량이 줄어들기 때문에 더 빨리 살이 빠진다는 것이다. 심지어 지방의 섭취량을 완전히 제한하는 식이요법이 유행하기도 했다.

섭취한 지방은 내 몸속에서 그대로 지방이 되는 것일까. 그렇지 않다. 오히려 나쁜 탄수화물을 섭취하면 인슐린 대사에 의해 지방으로 쌓인다. 지방도 탄수화물처럼 좋은 지방과 나쁜 지방이 있다.

좋은 지방을 선별해서 섭취하면 약이 되지만 나쁜 지방은 독이 된다. 하지만 지방 섭취를 아예 제한하면 내 몸의 대사가 원활하게 돌아가지 않는다. 지방은 에스트로겐, 프로게스테론, 테스토스테론과 같은 성호르몬과 부신피질호르몬 등을 생성하는 주원료이기 때문이다. 세포막도 지방으로 이루어져 있기 때문에 충분히 지방을 섭취하지 않으면 머릿결도 푸석푸석해지고 피부의 윤기도 사라지며 다양한 호르몬 질병에 걸리기 쉽다. 여성들은 체지방량이 일정 수준 이하로 떨어지면 월경불순이나 생리통을 일으킨다.

트랜스지방과 포화지방산

그렇다면 어떤 것들이 몸에 좋지 않은 지방일까? 우선 포화지방산을 피해야 한다. 불포화지방은 상온에서도 액체이지만 포화지방은 상온에서 고체다. 포화지방산은 위에 들어가서 소화·흡수 열을 많이 내기 때문에 소화에도 좋지 않고, 몸속에서 염증을 일으킨다. 특히 혈관에 염증을 일으키면 혈액이 끈적끈적해지는 고지혈증을 유발한다. 식품을 선택할 때 포화지방산의 함유량을 반드시 따져보아야 한다.

포화지방산보다 더 안 좋은 것은 트랜스지방이다. 주로 마가린이나 쇼트닝 등에 많이 포함되어 있으며 식물성 기름에 수소를 첨가하여 포화지방산과 비슷한 형태를 띠는 화학적인 기름이다. 자연계에는 존재하지 않고 주로 고온에서 가열하거나 조리 중에 생겨난다. 트랜스지방은 소화를 방해하고 발암 위험성도 있기 때문에 아에 섭취하지 않아야 한다. 나쁜 지방을 섭취하는 식습관으로 혈액은 탁해지고 염증투성이가 된다.

몸에 좋은 불포화지방산

그렇다면 불포화지방산은 어떨까? 불포화지방산은 오메가-9, 오메가-6, 오메가-3로 나뉜다. 오메가-9은 체내 합성이 가능한 지방으로 반드시 식사를 통해 섭취할 필요는 없다. 올리브유에 풍부하다고 알려져 있다. 오메가-3와 오메가-6는 체내 합성이 불가하고 오로지 식품으로만 섭취할 수 있다. 이 2가지를 필수지방산이라고 부른다. 하지만 오메가-3와 오메가-6의 성질은 완전히 다르다. 오메가-6는 튀김과 기름 요리에 주로 들어 있다. 오메가-6는 불포화지방산이지만 포화지방산처럼 체내에 염증을 일으켜 고지혈증 등의 혈관 질환을 유발하는 대표적인 원인이다. 따라서 오메가-6가 많이 함유된 식품은 피하는 것이 좋다.

반대로 오메가-3는 우리 몸에 좋은 지방이다. 오메가-6로 유발된 염증을 완화하고 혈관을 깨끗하게 만드는 역할을 한다. 이러한 효능으로 인해 심혈관 질환을 예방하는 데 탁월할 뿐 아니라 치매를 예방하고, 면역력을 높이며, 두뇌 및 신경발달을 도와준다. 오메가-3는 이렇게 좋은 역할을 많이 하지만 체내에서 스스로 합성되지 않으므로 반드시 식품으로 섭취해야 한다.

좋은 지방을 제대로 먹는 방법

포화지방산과 불포화지방산, 그리고 조리 과정에서 생겨난 트랜스지방까지 다양한 지방 중에 어떤 것을 얼마나 섭취해야 할까. 우선 트랜스지방은 절대 섭취하지 말아야 한다. 대표적인 트랜스지방 식품은 영화 볼 때 없으면 허전한 팝콘이다. 물론 팝콘을 매일 먹는 것은 아니니 큰 문제없다고 생각할지 모른다. 하지만 팝콘에 들어 있는 트랜스지방의 함유량이 워낙 높기 때문에 가끔 먹는 것만으로도 해롭다. 입에서 달콤한 팝콘이 몸속에서 비정상 조직인 암을 유발할 수도 있다는 생각을 한다면 그렇게 달콤하지만은 않을 것이다.

오메가-6와 오메가-3를 섭취하는 방법

오메가-6(리놀레산)와 오메가-3(a-리놀레산)를 4 : 1의 비율로 섭취하는 것이 가장 이상적이다. 하지만 현실적으로는 20 : 1~50 : 1로 섭취하는 경우가 많다. 주로 식물성 기름에 들어 있는 오메가-6는 상대적으로 섭취하기 쉽다. 반면 등 푸른 생선에 들어 있는 오메가-3는 자주 챙겨 먹기가 어렵다. 오메가-6의 섭취량을 줄이기 위해 올리브유를 사용하여 오메가-9(올레산)을 대신 섭취하는 것도 하나의 방법이다.

오메가-3가 풍부한 음식으로는 아마씨유, 들기름, 그린 너츠 오일, 등 푸른 생선, 호두 등이 있다. 등 푸른 생선을 먹는 것이 오메가-3를 섭취하는 가장 좋은 방법이다. 생선에 함유되어 있는 EPA와 DHA 성분이 바로 오메가-3이다. 특히 오메가-3를 제대로 섭취하기 위해서는 신선한 생선을 선택하는 것이 좋다. 불포화지방산은 쉽게 산화되기 때문에 신선한 상태에서 먹어야 효과적이다. 조리 방법도 중요하다. 고등어는 기름기를 쫙 빼서 구워 먹는 것보다 조림을 하는 것이 좋다.

고등어, 꽁치와 같은 등 푸른 생선은 주 2회 이상 먹는 것이 좋다. 예로부터 불포화지방산을 충분히 섭취하던 지역의 사람들은 혈관 질환의 발병률이 압도적으로 낮았다. 생선, 고래, 물개를 즐겨 먹는 에스키모인과 올리브유를 많이 먹는 지중해 사람들이 그렇다. 올리브유는 고온에서 장시간 요리하면 트랜스지방이 생길 수 있으므로 생으로 먹는 것이 가장 좋다. 올리브유로 샐러드 드레싱을 만들어 먹는 것도 좋은 방법이다.

오메가-3 영양제 선택하는 법

음식으로 오메가-3를 충분히 섭취하지 못한다면 영양제로 챙겨 먹어야 한다. 오메가-3가 함유된 영양제를 고를 때는 1000mg, 500mg 등 캡슐의 중량보다 EPA와 DHA 함량을 살펴보아야 한다. 그다음으로는 생산국과 어종을 살펴보아야 한다. 수은으로부터 자유로운 어종을 판별하기 위해서다. 물개, 물범, 큰 연어나 다랑어는 먹이사슬의 상층부에 있는 어종으로 수은이 더 많이 축적될 수 있다. 따라서 비교적 작은 생선, 예를 들어 멸치 등으로 만든 오메가-3가 좋다. 세 번째로는 흡수율이 좋은 영양제를 선택해야 한다. 리티지오메가-3(reTG)가 높은 농축률을 유지하며 자연계에 존재하는 형태로 흡수율과 생체이용률이 높다. 네 번째로는 추출 방법을 살펴보아야 한다. 모든 기름은 저온에서 추출될수록 품질이 좋다. 가장 좋은 오메가-3 추출법은 초임계 추출 공정이다.

지방을 먹는다고 몸속에서 고스란히 지방으로 쌓이는 것은 아니다. 좋은 지방은 몸속의 염증을 없애고 혈관 건강에 큰 도움을 준다. 지방을 아예 제한하는 식이요법은 아주 잘못된 것이다. 지방에 대해 정확히 이해하고 다이어트 식단을 짠다면 훨씬 더 건강하게 살을 뺄 수 있다.

꼭 먹어야 할 것,
꼭 피해야 할 것

비타민·미네랄을 충분히 섭취해야 하는 이유

거듭 말하지만 영양분을 충분히 섭취하면 오히려 살이 빠진다. 많이 먹어야 살이 빠진다니, 의구심이 들 수밖에 없다. 이 책 전반에 걸쳐 제대로 먹어야 살이 빠지는 이유에 대해 설명하고 있다.

다이어트를 시작하면 식이 조절을 해야 하기 때문에 섭취하는 영양분도 줄어들게 마련이다. 한마디로 음식물을 섭취하는 것만으로는 우리 몸에 필요한 영양분을 충족할 수 없다. 체내 대사를 활발하게 하고 피로한 몸을 회복하는 데 도움을 주는 비타민과 미네랄이 부족하면 결국 체지방을 분해하는 대사도 떨어져서 살이 잘 빠지지 않는다. 따라서 식이 조절을 하는 동안에는 비타민과 미네랄을 별도로 섭취하는 것이 좋다.

비타민

비타민은 알약보다 음식으로 직접 섭취할 때 흡수율이 좋다. 비타민 공급이 원활하지 않으면 체지방 분해에도 속도가 붙지 않는다.

- 비타민A : 녹색 잎채소, 당근, 고구마, 과일, 달걀
- 비타민B : 단백질 식품, 통곡물, 콩과 식물, 과일, 채소
- 비타민C : 과일, 채소
- 비타민D : 저지방 유제품, 어류
- 비타민E : 통곡물, 푸른 잎채소, 달걀

미네랄

미네랄은 비타민만큼이나 우리 몸에서 중요한 역할을 한다. 미네랄은 주로 뼈, 치아, 연골 등 단단한 부분을 구성하는 데 쓰이고, 특히 칼슘은 체지방 연소 대사와 깊은 관련이 있다. 미네랄이 풍부한 음식을 살펴보자.

- 철분 : 육류, 가금류, 달걀, 푸른 잎채소, 과일
- 칼슘 : 요구르트, 연어, 푸른 잎채소, 브로콜리
- 구리 : 육류, 어패류
- 마그네슘 : 육류, 해조류, 현미, 콩류
- 인 : 육류, 가금류, 어류
- 칼륨 : 과일, 채소

- 셀레늄 : 통곡물, 생선, 달걀
- 아연 : 육류, 어패류, 통곡물, 채소

다이어트를 할 때는 영양소가 없거나 다양한 영양소가 함유되어 있지 않은 음식은 피하는 것이 좋다. 비타민과 미네랄이 풍부한 음식을 먹기가 힘들다면 영양제를 꾸준히 복용하는 것도 하나의 방법이다. 종합영양제를 선택할 때는 비타민B군과 칼슘, 마그네슘의 함량을 꼼꼼하게 살피는 것이 좋다.

다음은 다이어트에 도움이 되는 영양소이다.

마그네슘

마그네슘의 농도와 렙틴 저항성은 밀접한 관련을 맺고 있다. 마그네슘이 많을수록 체내 렙틴 저항성이 눈에 띄게 개선된다. 반대로 렙틴 수치가 지나치게 높으면 마그네슘이 많이 빠져나간다. 마그네슘의 농도를 통해 체내 렙틴 저항성의 정도를 유추해볼 수 있다.

비오틴

비오틴[B7] 역시 인슐린 저항성과 관련이 깊다는 연구 결과가 있다. 비오틴 결핍 시 인슐린 저항성이 높아진다. 비오틴의 합성은 장내 세균과 연관이 높은데, 보통은 문제없이 합성되지만 장내 환경이 악화되면 비오틴의 합성이 저하된다. 콩류, 견과류, 통곡류, 달걀노른자 등에 비오틴이 많다.

비타민D

비타민D도 다이어트에 아주 중요한 역할을 하는 영양소다. 실제로 많은 비만 환자들에게서 높은 비율로 비타민D 결핍이 나타난다. 비타민D 역시 인슐린 저항성 개선에 도움을 주는 영양소다.

크롬

크롬 역시 우리 몸에 꼭 필요한 필수 미네랄이다. 주로 쇠고기, 통곡류, 치즈, 버섯 등에 소량 함유되어 있으며 인슐린 저항성을 개선하는 효과가 있다. 크롬은 체내에서 지방을 분해하며 근육 생성을 돕는다.

아연

아연은 인슐린의 합성과 분비에 필요한 영양소다. 아연 수치가 낮으면 혈당 조절이 원활하게 이루어지지 않고 인슐린 저항성도 심화시킨다는 연구 결과가 있다.

오메가-3

중성지방을 조절해야 뇌의 신호 전달 체계가 정상화된다. 필요 이상의 중성지방이 체내에 축적되면 허기 신호 조절의 중요한 호르몬인 렙틴에 좋지 않은 영향을 미치게 된다. 중성지방을 줄이기 위해서 필수적으로 필요한 영양소가 바로 오메가-3다. 오메가-3는 지방 합성을 억제하고 인슐린 저항성을 개선시키는 효과가 있다.

알파리포산

알파리포산은 '항산화 영양소'다. 활성 산소 또한 인슐린 저항성을 일으키는 주요 원인이므로 항산화 영양소인 알파리포산의 섭취를 통해 인슐린 저항성을 개선할 수 있다. 하루 권장량은 300~600 밀리그램이다.

코엔자임Q10

항산화 영양소의 한 종류인 코엔자임Q10 역시 활성 산소를 줄여 체내 인슐린 저항성을 개선하는 데 도움을 준다. 코엔자임Q10은 나이가 들수록 생성량이 줄어드는데, 따로 복용하면 항산화 효과뿐 아니라 비만 치료 효과, 만성 염증 개선 효과 등을 기대할 수 있다. 하루 권장량은 50~400밀리그램이다.

무가당·무설탕 음료가 더 좋을까?

"저는 음식에 정말 신경을 많이 써요. 탄수화물은 거의 먹지 않고, 먹는 양도 얼마나 많이 줄였는지 몰라요. 음료수도 항상 무설탕만 마셔요." 다이어트를 하는 사람들은 대부분 먹는 양을 줄이는 것만으로 최선을 다하고 있다고 생각한다. 먹는 양을 줄였는데도 살이 빠지지 않으면 좌절감을 느끼고, 더욱 극단적으로 줄이다가 한계에 부딪히면서 결국은 다이어트를 포기한다.

그러나 그들의 식단을 자세히 들여다보면 허점이 많다. 대표적인 예가 '무가당', '무설탕' 음료다. 당이나 설탕이 첨가되지 않은 음료를 마시는 것이 왜 문제가 될까? 당과 설탕을 첨가하지 않았다는 말의 의미를 따져볼 필요가 있다.

무가당 · 무설탕 음료, 정말 당분이 없을까?

'무가당'은 당분이 들어 있지 않다는 뜻이 아니다. 정확히 말하면 무가당 제품은 제조 과정에서 별도의 당을 첨가하지 않았다는 말이다. 예를 들어 무가당 과일 주스는 별도의 당분은 첨가하지 않았지만 이미 충분히 달다. 무가당 천연 과일 주스에 들어 있는 당류 함량은 100밀리그램당 약 7그램으로 당분이 첨가된 과일 주스의 약 8그램과 별반 차이가 없다. 한마디로 무가당 주스나 가당 주스나 똑같다.

그렇다면 '무설탕' 제품은 어떨까? 제품에 설탕을 넣지 않았다는 무설탕 표시는 과일 주스, 채소 주스, 두유 등 다양한 음료에 적혀 있다. 그렇다면 무설탕 제품은 살이 찌지 않을까? 그렇지 않다. 무설탕 제품 역시 제조 과정에서 별도의 '설탕'을 첨가하지 않았다는 뜻일 뿐이다. 무설탕 제품의 라벨을 꼼꼼히 읽어보면 액상과당 또는 결정과당이 들어 있다는 문구를 쉽게 찾아볼 수 있다. 이것은 설탕의 다른 이름이다. 이당류인 설탕이 단당류인 포도당과 과당으로 가수분해되기 때문이다. 따라서 다이어트 중에 무설탕 음료를 마시는 것은 아무 도움이 되지 않는다.

여기서 '제로 칼로리' 음료만 마셨다며 의기양양해하는 사람들이 있을 것이다. 탄산음료가 몸에 해롭고, 특히 다이어트에 치명적인 이유는 굳이 설명하지 않아도 될 것이다.

그렇다면 제로 칼로리 콜라는 어떨까? 일단 믿기지 않겠지만 제로 칼로리 콜라의 칼로리는 진짜 제로(0)이다. 하지만 고작 몇백 칼로리를 적게 섭취했다고 당분과의 싸움에서 이긴 것은 아니다. 제로 칼로리 콜라도 일반 콜라만큼이나 달다. 이유는 아스파탐과 같은 인공감미료가 들어갔기 때문이다. 인공감미료는 단맛은 나지만 실제로 혈당을 올리지는 않는다. 어찌 생각하면 마법 같은 재료다. 하지만 거짓 단맛에 속은 뇌가 혼란을 일으켜 결국 먹기 전보다 더 당분을 찾게 된다.

다이어트 음료의 진실

우리 몸은 혈당이 내려가면 탄수화물을 찾는다. 내려간 혈당치를 채우기 위해 단맛을 찾는 것인데, 인공감미료가 들어간 음료는 정신적인 욕구는 충족하지만 실제로 혈당치를 올리지는 않는다. 즉, 몸의 생리적인 신호가 무시되는 것이다. 이러한 음료에 의지하다 보면 체지방은 늘지 않더라도 몸이 둔해진다. 그렇게 되면 단것을 원하는 신호가 더 강해져서 결국은 살이 찌는 체질로 바뀐다.

이것은 비단 제로 칼로리 콜라에만 해당되는 것은 아니다. 칼로리가 적거나 없는 다이어트 식품에 의존하다 보면 인공감미료에 길들여져 결국 몸을 망치게 된다.

다이어트를 할 때 어떤 음료를 마셔야 하냐고 물어보는 사람들이

의외로 많다. 옥수수수염차, 검은콩차, 보리차 등 다양한 음료가 다이어트 효과를 내세우며 인기를 누리고 있다. 물론 탄산음료나 달달한 음료보다는 훨씬 낫다. 칼로리가 거의 없기 때문이다. 하지만 이러한 음료들, 특히 부기를 없애준다는 음료들은 대부분 이뇨작용을 촉진해서 수분을 공급하기보다 수분이 빠져나간다. 물을 마신 것 이상으로 오줌으로 배출되기 때문에 수분 공급에는 큰 효과가 없다. 이런 차는 마신 만큼 물을 따로 마시는 것이 좋다.

마시기만 해도 체지방이 빠지는 마법의 물은 없다. 미네랄이 풍부한 생수를 마시는 것이 가장 좋다. 무가당, 무설탕, 제로 칼로리 음료에 더 이상 속지 말자. 제대로 알고 다이어트를 하면 살은 절로 빠질 것이다.

식품 성분표를 읽는 방법

"아무리 살을 빼도 꼭 요요현상이 따라오더라고요. 아무래도 살이 찌는 체질인가 봐요. 아예 체질을 바꿀 수는 없을까요?" 물만 마셔도 살이 찐다는, 과학적으로 규명할 수 없는 체질에 대해 물어보는 사람들이 많다. 같은 양을 먹어도 자신만 살이 찐다고 하소연하는데, 살이 잘 찌는 체질과 잘 찌지 않는 체질은 분명히 있다. 사람은 타고난 근육량이나 체형이 다르고, 대사량, 신진대사, 생리활성도도 제각각이다. 무엇보다 부모님에게 물려받은 유전적 요소, 비만과 관련된 DNA가 있다. 따라서 살이 잘 찌는 유전적 요소를 가진 사람들은 아무리 먹어도 살이 안 찌는 체질로 바꿀 수가 없다.

그러나 체중은 체질보다 생활 패턴이나 식습관과 밀접한 관련이 있다. 어떻게 태어났느냐보다 어떻게 먹느냐가 훨씬 더 중요하다. 꼼꼼히 따져가면서 먹으면 살이 안 찌는 '체질'은 아니어도 살이 안 찌는 '사람'은 될 수 있다. 이를 위해 식품성분표를 읽는 몇 가지 방법을 소개하고자 한다. 두 눈을 크게 뜨고 보아야 할 부분은 '원재료명'과 '영양 성분'이다. 원재료명은 제품을 구성하는 성분에 대해 알려준다. 주로 사용되는 재료 외에 화학조미료나 방부제, 색소 등이 첨가되었는지를 알 수 있다. 영양 성분은 식품의 영양 성분 비율을 알려준다. 이 영양 성분 표시 부분을 통해 몸에 좋지 않은 당류, 트랜스지방, 포화지방 등의 구성 비율을 알 수 있다. 다이어트 하는 사람들은 특히 다음과 같은 내용을 주의해서 살피면 좋다.

설탕 대체물

특히 조심해야 할 것은 바로 당류, 즉 '설탕'이 들어갔는지 여부다. 입에 단 음식은 무조건 살을 찌우기 때문이다. 기본적으로 '당'이라는 글자가 들어간 것들은 대부분 정제당이므로 조심하여야 한다. 백설탕, 정백당, 자당, 서당, 그리고 수크로오스가 적혀 있으면 설탕이 들어갔다는 뜻이다. 액상과당과 결정과당도 함께 피해야 한다.

그렇다면 설탕 대체물은 괜찮을까? 아스파탐, 사카린, 트루비아, 수크랄로스 등도 식품에 많이 사용된다. 설탕 대체물은 달지만 살을 찌우진 않는다. 즉 단맛이 나기 때문에 혈당은 높이지만 몸의 생리적인 신호를 채워주지는 못한다. 이러한 '거짓 단맛'에 속은 뇌는 오히려 단것을 먹기 전보다 더욱 단맛을 찾게 된다. 그러므로 인공감미료보다는 자연 그대로의 단맛을 섭취하는 것이 좋다.

과일 주스

다이어트를 하는 사람들이 가장 관대하기 쉬운 음식 중 하나가 바로 '과일'이다. 정제된 탄수화물을 제외하면 단맛을 섭취할 수 있는 몇 안 되는 음식 중 하나가 바로 과일이기 때문이다. 그래서 다이어트를 시작하는 사람 중에는 과일로 만든 주스로 아침을 대신하거나 간식으로 과일 주스를 마시는 사람이 제법 많다. 과일 주스는 다이어트에 좋을까? 절대 그렇지 않다.

시중에 파는 과일주스는 대부분 당 덩어리라고 보면 된다. '100퍼센트' 과일 주스는 다르지 않냐고 반문하는 사람들도 있겠지만 안타깝게도 100퍼센트 주스조차 다이어트에 좋지 않다. 주스에는 농축 주스와 착즙 주스가 있는데, 농축 과즙 100퍼센트 주스는 제조 과정에서 감미료도 많이 들어가고 영양소 파괴가 일어난다. 결코 건강에 좋은 음식이라고 볼 수 없다. 식품 라벨에 있는 '100퍼센트'라는 표기만 보고서는 농축 100퍼센트 주스인지 착즙 100퍼센트 주스인지 알 수 없다.

착즙 100퍼센트 주스 역시 건강에 좋지 않기는 마찬가지다. 과일도 탄수화물이다. 당이 함유되어 있으므로 착즙해서 마시게 되면 식이섬유가 없이 순수 당만을 모아서 먹는 것이나 다름없다. 갈아서 먹는 것도 마찬가지다. 더구나 주스는 한 번에 꿀꺽 마시기 때문에 혈당이 빠르게 올라간다. 혈당을 빠르게 올리는 음식은 다이어트에 쥐약이다.

트랜스지방

요즘은 트랜스지방이 함유된 식품이 점차 사라지는 추세다. 트랜스지방의 해악이 속속 드러나고 있기 때문이다. 트랜스지방은 LDL(저밀도 콜레스테롤)의 수치를 높이고 HDL(고밀도 콜레스테롤)의 수치를 낮춰 각종 심장병을 일으키는 대표적인 요인으로 알려져 있다. 하지만 시중에는 여전히 트랜스지방이 함유된 식품이 유통된다. 식품을 선택할 때 '일부 수소 첨가'라는 말이 있는지 찾아보자. 그것은 곧 트랜스지방이 포함되어 있다는 말이다. 트랜스지방이 들어 있는 음식은 무조건 피해야 한다.

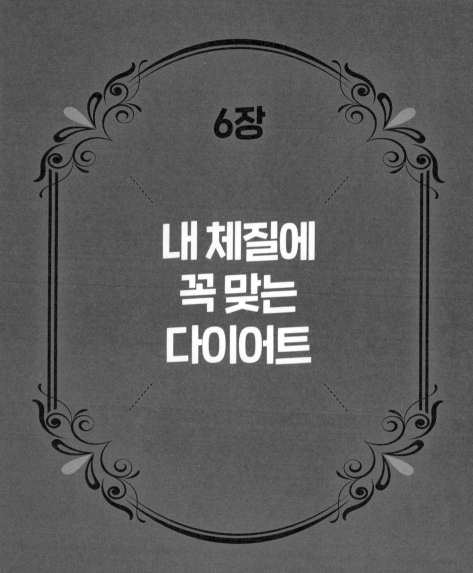

6장

내 체질에
꼭 맞는
다이어트

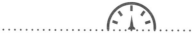

체질과
다이어트

체질이란 무엇인가?

체질에 맞는 약이나 음식으로 면역력을 높이거나 치유하는 체질 의학은 우리나라의 전통의학이자 한의학의 큰 줄기를 이루며 체계 적으로 발전되어온 학문이다. 요즘 건강의 중요성이 부각될수록 체 질에 대한 관심도 덩달아 높아지고 있다. 각종 매체에서 유명인들 이 등장해 체질에 맞는 식단으로 건강이 좋아졌다며 홍보하는 모습 도 심심치 않게 볼 수 있다. 이렇듯 체질은 이미 건강 상식의 일부가 되었다. 최근 병원을 찾는 사람들도 자신이 어떤 체질인지 알고 싶 다고 문의하곤 한다. 이번에는 8체질을 기본으로 다이어트와 음식 에 대해 간단히 살펴볼 것이다.

사람마다 체질이 각기 다르다는 것은 한의학의 기본 원칙이다.

어떤 사람에게는 좋은 약도 다른 사람에게는 독이 된다. 몸에 이롭다고 알려진 음식도 특정인에게는 매우 큰 부작용을 일으키는 경우도 있다. 이처럼 환자에 따른 맞춤 처방과 식이가 필요한 것도 각기 다른 체질을 타고났기 때문이다.

그런데 사상체질이나 8체질처럼 몇 가지로 분류하는 이유가 무엇일까. 한 사람의 체질에 대해 정확히 알기 위해서는 오랜 기간 세심하게 관찰해야 한다. 현대사회에서 조선시대 왕을 진료하듯 몇 년간 한 사람만 계속 관찰할 수는 없다. 그래서 여러 가지 경험적 통계를 바탕으로 비슷한 특징끼리 모아 분류한 것이 사상체질과 8체질이다. 체질을 측정하는 것은 본인과 가장 비슷한 체질을 찾아가는 과정이라고 할 수 있다.

다이어트에서 식이 조절이 중요한 만큼 체질에 맞는 음식을 먹고 좋은 생활 습관을 기르는 것이 무엇보다 중요하다. 우리는 8체질을 통해 체질을 판단하고, 그에 따라 식이요법을 제안한다.

단순하게 몇 가지 특성만을 가지고 본인의 체질을 판단해서는 안된다. 뚱뚱하니까 목체질이라거나, 해산물을 좋아하니 금체질이라고 판단해버리는 사람들도 있다. 자신이 좋아하는 음식으로 체질을 판단해서는 안 된다. 또한 한두 번의 경험으로 섣부른 판단을 하는 것도 금물이다. 예를 들어 어릴 때 오징어를 먹고 체한 적이 있다고 해서 오징어가 자기 체질에 맞지 않는다고 생각해서는 안 된다.

체질에는 경향성이 있다. 어떤 성격인지, 어떤 체형인지, 장부 대소 관계, 즉 어느 오장육부가 더 발달했는지 등 체형기상體型氣像 용모

사기$容貌詞氣$에 따라 나눠진다. 하지만 체질 분석에서 가장 중요한 것은 체질맥진, 체질침, 한약 복용에 따른 반응이다. 따라서 전문적인 한의사에게 진단을 받는 것이 가장 정확하다.

사상체질과 8체질

8체질과 사상체질은 다른 것 같지만 분류 기준은 유사하다. 물론 모든 것이 딱 들어맞지는 않지만, 일반 사람들이 사상체질에 익숙한 만큼 8체질의 관계에 대해 대략적인 유사성만 언급하겠다.

체질을 분류하는 기준 중에 하나인 장부 대소 관계에 따라 유사성을 살펴보면 폐의 기운이 강한 금양·금음 체질은 태양인, 비장의 기운이 강한 토양·토음 체질은 소양인, 간의 기운이 강한 목양·목음 체질은 태음인, 신장의 기운이 강한 수양·수음 체질은 소음인으로 연결될 수 있다.

다이어트에서 체질을 언급하는 이유는 음식의 선택이 건강한 다이어트에 중요하기 때문이다. 자칫 체질을 잘못 판단하여 자신과 맞지 않는 음식으로 식이요법을 진행한다면 오히려 건강을 해칠 수 있다.

한의원을 방문해서 정확한 체질 진단을 받기 어렵다면 사상체질에 맞춰 식이 조절을 하는 것도 좋다. 사상체질마저 모르겠다면 차가운 체질인지 냉한 체질인지만 구분해도 좋을 것이다. 이마저도 힘들다면 골고루 섭취하자. 한 가지 음식만 먹지 않는다면 최악은 면할 수 있다.

금 체질
다이어트

금양 체질

금양 체질은 약간 마른 듯 호리호리한 체격을 가진 사람들이 많다. 아무리 많이 먹어도 살이 안 찐다고 말하는 사람들이 주로 금양 체질이다. 하지만 금양 체질 중에도 비만이나 고도비만이 꽤 있다. 이것은 식이에 이상이 있는 경우이므로 본인에게 맞는 식이를 하면 체중 감량 효과가 매우 좋다.

성격은 주관이 뚜렷하여 일관성과 전문성이 있으며 완벽주의 성향을 가진다. 금양 체질은 간의 기운이 약한 체질인데, 간은 노(怒)를 주관하여 쉽게 화를 내는 경향이 있어 분노 조절을 잘하지 못한다. 과민하고 비현실적인 이상주의로 대인관계가 넓은 편은 아니지만 한번 맺은 인연을 중시하고 깊은 인간관계를 맺는다.

폐의 기능이 중요한 가수나 수영선수, 마라토너와 같은 직업군에서 두각을 나타내고, 창의력, 직관력이 좋아서 머리가 좋은 사람이 많으며 예술가들도 많다.

음식은 푸른 채소와 해산물을 중심으로 먹는 것이 좋고, 육류나 밀가루 음식은 몸에 매우 해롭다. 육류나 밀가루 음식을 먹으면 속이 더부룩하거나 설사를 한다. 곧바로 반응이 나타나지는 않더라도 장기간 맞지 않는 음식을 먹을 경우 질환과 과체중을 유발할 수 있다. 또한 체질에 맞지 않는 음식을 먹으면 부정적이고 수동적인 성격을 갖게 된다.

필요한 음식

대부분의 바다 생선, 조개류, 흰 살 생선, 게, 새우, 굴, 복어, 문어, 낙지, 오징어, 달걀흰자, 팥, 녹두, 메조, 메밀, 쌀(백미), 상추, 양상추, 배추, 양배추, 우거지, 브로콜리, 고사리, 오이, 미나리, 숙주, 취나물, 가지, 비름나물, 방풍나물, 곤드레나물, 간장, 포도당, 올리고당, 어간장, 젓갈, 김, 포도, 감, 참외, 딸기, 바나나, 체리, 파인애플, 키위, 청포도, 복분자, 복숭아, 앵두, 살구, 모과, 알로에

금해야 할 음식

모든 육식, 모든 민물고기, 달걀노른자, 치즈, 버터, 메주콩, 밤, 호두, 은행, 도토리, 콩, 잣, 땅콩, 청국장, 아몬드, 너츠, 밀가루, 율무, 수수, 귀리, 현미, 콩기름, 옥수수유, 참기름, 들기름, 고구마, 감

자, 무, 당근, 연근, 우엉, 마, 비트, 도라지, 더덕, 토란, 표고버섯, 송이버섯, 느타리버섯, 깻잎, 시래기, 무청, 콩나물, 마늘, 청국장, 고추, 설탕, 겨자, 카레, 배, 오디, 귤, 오렌지, 자몽, 수박, 멜론, 석류, 사과, 칡, 대추

금음 체질

금음 체질은 금양 체질과 체형은 거의 비슷하고, 비만 체형이 많은 편은 아니다. 마르고 보통 체격이 가장 많으며 허리가 가늘며 늘씬하고 균형 잡힌 몸매를 가진 사람들이 많다.

성격은 명랑하고 에너지가 넘치며, 진취적이고 감성적이다. 사려가 깊고 일관성이 있으나, 건강이 상하면 부정적이 되고 의심이 많아지며 자기주장이 지나치게 강해진다. 다양한 재주와 전문성을 가진 사람들이 많다. 금양 체질에 비해서는 약간 부드러운 성격을 가지고 타협도 할 줄 알아서 성공적인 정치인들이 많다.

금음 체질 역시 금양 체질처럼 모든 푸른 채소류와 해산물이 잘 맞는다. 육식이나 밀가루 음식을 먹으면 과체중을 유발할 수 있고, 소화 기능이나 대변에 문제가 생길 수 있다. 성격적으로도 부정적이거나 소심해져서 의심이 많아진다.

육식을 많이 하는 현대사회의 식이와 맞지 않아 배변이 원활하지 않은 사람들이 많다. 금음 체질의 경우 대변 상태를 보고 질병을 파악할 수도 있다.

체질에 맞지 않는 지나친 육식 섭취는 만성피로, 소화불량, 대장의 불안을 야기한다. 폐대간소라 하여 금 체질은 간이 약한데, 한의학에서는 간이 근육에 관여한다. 금음 체질은 젊은 시절 근육이 건강하더라도 나이가 들면 급속히 약해져서 걷기 힘든 경우도 있다. 원래 간이 허약하기 때문에 후천적으로 완벽하게 복구하기는 힘들고, 체질에 맞는 음식을 섭취하면서 꾸준히 관리해야 한다.

금음 체질의 경우 가장 중요한 것은 모든 육식을 끊고 약의 남용을 줄이는 것이다. 금음 체질은 평소 몸을 시원하게 하는 것이 좋은데 꼭 찬물로 샤워할 필요는 없으나 장기간 사우나에 가서 땀을 빼는 것은 지양해야 한다.

필요한 음식

대부분의 바다생선, 조개류, 흰 살 생선, 붉은 살 생선, 복어, 문어, 낙지, 오징어, 달걀흰자, 팥, 완두콩, 강낭콩, 녹두, 메조, 메밀, 쌀(백미),모든 푸른 채소, 고사리, 오이, 미나리, 숙주, 취나물, 비름나물, 방풍나물, 곤드레나물, 어간장, 젓갈, 간장, 포도당, 올리고당, 김, 감, 딸기, 파인애플, 앵두, 청포도, 참외, 바나나, 키위, 체리, 살구, 복숭아, 모과, 오가피

금해야 할 음식

민물생선, 장어, 미꾸라지, 모든 육식, 달걀노른자, 치즈, 굴, 모든 견과류, 수수, 귀리, 현미, 밀가루, 율무, 콩기름, 참기름, 들기름, 감

자, 고구마, 모든 뿌리채소, 호박, 표고버섯, 느타리버섯, 깻잎, 콩나
물, 설탕, 마늘, 청국장, 수박, 배, 사과, 멜론, 석류, 오디, 칡, 대추,
구기자

금 체질 식이요법과 운동

금 체질의 다이어트는 푸른 잎채소부터 시작한다. 섬유질이 많은
푸른 잎채소를 충분히 섭취한 후 본식을 하면 다이어트에도 효과가
있고 변비도 해결할 수 있다. 중간 중간 포도나 바나나를 간식으로
먹으면 좋다. 아침에 사과보다 딸기와 바나나를 같이 갈아 먹는 것
이 좋다. 고구마나 청국장 등으로 원푸드 다이어트를 하는 것은 몸
에 독이 된다.

금 체질은 폐대간소라 하여 어깨는 넓고 허리가 약한 체질이다.
따라서 항상 허리를 펴는 습관을 들이고, 서 있는 시간을 충분히 갖
도록 한다. 더불어 허리 강화 운동이 가장 중요하다. 약간의 운동만
으로도 균형 잡힌 체격을 가지고 있는 경우가 많으며 특별히 한 부
위로 살이 찌지 않지만 살이 찌고 건강이 상하면 하체의 무력감을
호소하는 경우가 많다. 근육이 빠르게 늘지 않는 체질이지만 운동
시 단백질을 섭취할 경우 닭가슴살보다 달걀흰자, 연어, 참치를 권
장한다.

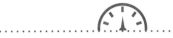

토 체질
다이어트

토양 체질

토양 체질은 상체가 발달하여 가슴둘레가 크고 흉곽도 넓은 편이다. 비만이 많은 편이나 마른 사람부터 과체중까지 스펙트럼이 넓은 체질이다. 식이에 따라 체중의 변화가 심하여 고무줄 몸무게인 사람들 중에 토양 체질이 많다. 상체가 발달한 반면 허리가 가늘고 약하며 하체가 부실하고 발목이 얇은 사람이 많다. 물론 예외도 많아서 하체까지 발달하여 허벅지와 종아리까지 튼실한 사람들도 있다.

성격은 나쁘게 말하면 조급하고, 좋게 말하면 부지런하고 센스가 있다. 대인관계도 매우 적극적이고 사교적이며, 정의감도 있고 솔직한 성격으로 어느 곳에서나 인기가 있다. 일을 할 때는 활동적이며 외향적이고 추진력이 있어 빠른 성과를 얻지만 용두사미로 마무리가 미흡한 경우도 많다. 급하고 감성적인 성격 때문에 실수를 할 수 있으나 쉽게 잘 풀고 넘어가는 편이다.

비장과 위장이 강해서 식욕이 좋고 많이 먹는 편이다. 배고픔을 잘 참지 못하고 평소 식이 조절이 필요한 체질이므로 자극적인 음식은 자제하여 비위장의 열을 최대한 내리는 것이 중요하다. 매운 음식, 닭고기, 사과 등 비위장의 열을 자극하는 음식을 먹으면 식이 조절이 더욱 어려워진다. 많이 먹음으로써 비만과 당뇨 같은 질환에 노출되기 쉽다. 토양 체질 중에 비위장을 자극하는 음식을 섭취하면 바로 몸에 틸이 나는 사람도 있으나 매운 음식이나 닭고기 등을 잘 먹고 좋아하는 사람들도 있다. 하지만 바로 문제가 생기지 않더라도 장기간 먹을 경우 건강에 좋지 않은 결과가 나타날 수 있다.

토양 체질은 먹을 수 있는 음식의 종류가 많은 편으로, 쇠고기, 돼지고기, 바다생선, 민물생선 등 동물성 단백질과 푸른 잎채소부터 거의 모든 채소가 고루 잘 맞는다.

토양 체질은 몸에 열감이 있고 특히 안면부 상열감을 느끼는 경우가 많다. 이때 열감을 내리기 위해 냉수욕을 즐기는 것은 건강에 매우 좋지 않다. 오히려 따뜻한 사우나를 즐기는 것이 좋다. 신장이 약한 편으로 발바닥이 불편한 경우도 있다. 이때는 발바닥 용천혈 부위를 마사지해주는 것이 매우 좋다.

몸이 안 좋으면 조급해지고, 반대로 조급한 성격 때문에 건강이 안 좋아지기도 한다. 토양 체질은 여유 있는 마음을 가지는 것이 건강을 위한 첫 번째 조건이다.

필요한 음식

쇠고기, 돼지고기, 복어, 달걀, 바다생선, 민물생선, 굴, 조개류, 흰 살 생선, 우유, 버터, 치즈, 새우, 게, 콩, 메주콩, 완두콩, 강낭콩, 팥, 땅콩, 아몬드, 너츠, 보리, 밀가루, 쌀, 백미, 메밀, 메조, 녹두, 귀리, 호밀, 콩기름, 올리브유, 무, 당근, 연근, 우엉, 푸른 잎채소, 고사리, 오이, 무청, 취나물, 미나리, 깻잎, 호박, 애호박, 아보카도, 두릅, 일반 버섯, 마늘, 설탕, 딸기, 참외, 파인애플, 석류, 배, 수박, 멜론, 바나나, 감, 포도, 청포도, 키위, 블루베리, 구기자

금해야 할 음식

닭고기, 개고기, 염소고기, 오리고기, 은행, 호두, 밤, 잣, 도토리, 현미, 찹쌀, 참기름, 감자, 고구마, 마, 생강, 도라지, 토란, 더덕, 토마토, 부추, 고추, 미역, 다시마, 사과, 귤, 오렌지, 자몽, 레몬, 망고, 매실, 라임

토음 체질

토음 체질은 8체질 중 가장 드문 체질로 토양 체질보다 스펙트럼이 더 넓은 편이다. 과체중부터 마른 체형까지 다양한 체형이 나타난다. 중상초가 발달하여 가슴이 넓고 흉곽도 벌어진 사람들이 많지만, 겉으로 봤을 때는 가슴과 흉곽이 발달하지 않은 경우도 많다. 체형의 특징이 확실하게 정해져 있지 않아, 체형만으로는 토음 체

질인지 판단하기 힘들다.

성향은 센스가 있고 책임감이 있으며, 정직하고 활동적이며 긍정적이고 섬세한 편이다. 급한 성격은 토양 체질과 비슷하지만 대인 관계가 넓거나 사교적인 편은 아니다. 원칙론자이며 책임감도 강한 편이다. 급하게 시작하고 진행하는 것은 토양 체질과 비슷하지만 마무리에서 차이를 보인다. 토양 체질은 상황에 맞춰 융통성 있게 해결하는 반면, 토음 체질은 본인의 성격도 급한 데다 원칙을 지키려다 보니 우왕좌왕하게 된다.

한의학에시는 '병은 강한 장기, 강한 부위에서 온다'라는 이야기가 있다. 강한 장기나 부위를 자주 사용함으로써 병이 온다는 뜻이다. 어깨가 강한 투수는 과도한 어깨 사용으로 평생 어깨가 아픈 것과 같은 이치다. 토 체질도 위장이 강하지만 다른 체질에 비해 위장이 많은 일을 함으로써 오히려 소화불량에 시달린다. 그래서 비위장에 강한 사람들은 비위장을 잘 보호해야 한다.

토음 체질은 음식의 부작용으로 인한 소화 장애가 심한 편으로 다른 체질에 비해 음식과 약을 복용하는 데 더욱 신중을 기해야 한다. 음식도 최대한 신선한 것을 먹어야 한다.

소화에 문제가 생겨 한번 고생하기 시작하면 증세가 오래가며 약물 남용은 더욱 악영향을 미칠 수 있다. 다른 전신 질환으로 전환되기 쉬우며 병이 장기적인 양상을 나타낼 수 있다. 토음 체질에서 소화기관의 문제는 불안증 및 다양한 자율신경 실조 현상까지 야기하기도 한다. 결국 토음 체질의 가장 좋은 건강법은 소화기에 문제가 생기기 전에 미리 조심하고 예방하는 것이다. 식욕은 대체로 좋은 편이지만 토양 체질처럼 뭐든 잘 먹는 대식가는 아니다.

앞서 금양 체질과 금음 체질은 음식이 거의 비슷했지만, 토양 체질과 토음 체질은 상이한 면이 있다. 토양 체질과는 달리 쇠고기와 뿌리채소류는 잘 맞는다고 할 수 없다. 냉한 음식이 잘 맞는 편이지만 냉수욕은 몸에 해롭다.

필요한 음식

돼지고기, 복어, 대부분의 바다생선, 조개류, 굴, 흰 살 생선, 새우, 게, 우유, 치즈, 달걀흰자, 완두콩, 땅콩, 아몬드, 강낭콩, 너츠, 보리, 녹두, 쌀(백미), 팥, 메밀, 메조, 호밀, 올리브유, 푸른 잎채소, 오이, 고사리, 무청, 취나물, 미나리, 애호박, 아보카도, 두릅, 딸기, 참외, 파인애플, 석류, 포도, 바나나, 감, 수박, 키위, 블루베리, 복분자, 산수유

금해야 할 음식

닭고기, 개고기, 염소고기, 오리고기, 도토리, 은행, 호두, 밤, 잣, 찹쌀, 현미, 참기름, 들기름, 비트, 마, 생강, 도라지, 토란, 더덕, 토마토, 김, 미역, 다시마, 사과, 오렌지, 귤, 자몽, 멜론, 망고, 라임

토 체질 식이요법과 운동

토양 체질의 식이 조절은 당근, 오이, 바나나부터 시작한다. 대식가인 토양 체질은 다이어트가 특히 더 힘들 수 있다. 그래서 당근, 오이, 바나나를 챙겨 다니면서 수시로 먹는 것이 좋다.

매끼 푸른 잎채소를 최대한 섭취하고, 단백질 공급은 쇠고기, 돼지고기, 연어, 참치 등으로 한다. 다이어트식으로 많이 먹는 닭가슴살, 고구마, 토마토, 사과는 금하는 것이 좋다.

토음 체질은 토양 체질에서 당근과 쇠고기가 빠진 식단을 사용하면 된다. 다이어트를 하는 동안 식사를 걸러서는 절대 안 된다. 굶는 다이어트를 하면 요요현상이 반드시 따르고 장기적으로 성공 확률이 낮다. 식사를 하지는 않더라도 간단하게 먹어야 한다. 이때 가장 좋은 음식은 오이, 바나나, 견과류(아몬드, 너츠, 땅콩 등)이다. 푸른 잎채소로 섬유질과 포만감을 충족하고 단백질은 돼지고기와 연어, 참치로 공급하면 좋다.

토 체질의 상체 발달 하체 부실이라는 특징에 맞춰 하체 운동 위주로 해야 한다. 본인이 발달한 상체 위주의 운동이 더 편하고 익숙해서 계속 상체 운동만 하면 몸의 균형을 맞출 수 없다. 쉽게 살이 찌고 또 쉽게 살이 빠지는 경우가 많아 운동과 다이어트의 효과가 바로바로 나타나지만 요요현상도 가장 많이 오는 체질이다. 단백질 공급원으로는 닭가슴살보다 쇠고기, 돼지고기가 좋고, 단백질 셰이크를 먹을 경우 대두단백이나 유청단백 어느 것이든 상관없다.

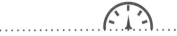

목 체질
다이어트

목양 체질

목양 체질의 체형은 통 허리의 탄탄한 몸을 생각하면 된다. 어깨가 넓은 상체 발달이 아니라 허리가 두툼한 사장님 스타일이다. 물론 날씬하고 마른 사람도 있지만 마른 사람들도 통 허리인 경우가 많다. 키는 단신에서 장신까지 다양한 편이다. 근육이 잘 붙는 체질이며, 젊을 때는 호리호리해도 나이 들면 살이 붙는다.

성격상으로 가장 큰 특징은 말수가 없는 것이다. 통 허리의 튼튼한 상체와 잘 어울리게 마음이 넓고 관대하며, 뒤에서 험담을 하거나 말을 옮기지도 않는다. 다른 사람을 시기 질투하지 않고, 묵묵히 자신의 일을 하는 사람들이 많다. 본인과 관련된 일 아니면 큰 관심을 갖지 않는 편이다. 한 가지 일에 집중하기 때문에 추진력이 좋다. 생리병리적 특징으로는 간대폐소라 하여 간이 발달하여 담력이 크고 용감하다. 간담이 부으면 용감하다고 하는 옛말과 같은 맥락이다. 변화를 두려워하여 보수적인 사람이 많으며 욕심이 많아 재물에 대한 탐욕도 강한 편이다.

통 허리에 걸맞게 식성이 좋고 음식이 까다롭지 않은 체질이다. 전체적으로 가리는 음식이 없지만 잎채소와 해물류는 맞지 않는다. 목 체질은 대변을 신경 써야 한다. 해물류나 푸른 잎채소를 많이 먹으면 배탈이 난 것처럼 불편하고 설사를 자주 하게 된다. 쇠고기, 닭고기, 장어, 오리고기, 뿌리채소가 잘 맞는다.

식사 중에 땀을 많이 흘리는데, 땀을 흘리고 나면 더욱 건강해지는 체질이다. 목양 체질은 땀을 많이 흘리는 것이 건강의 첫 번째 조건이다. 그래서 몸이 아플 때는 전기장판을 켜고 내복을 입은 채로 땀을 흘리면서 자는 것이 좋다. 물론 사우나에서 땀을 빼는 것도 권장한다. 하지만 기력이 너무 쇠했을 때 무리해서 땀을 빼면 오히려 좋지 않다.

목양 체질은 육식을 하는 것이 좋고, 잠을 많이 자고, 땀을 많이 흘리는 것이 건강을 지키는 방법이다. 목 체질의 경우 주 1회 고기를 먹고, 사우나에 가서 땀을 빼고, 숙면을 취할 것을 권한다.

목양 체질에 많이 나타나는 증상 중 하나가 우울증이다. 편안한 성격의 소유자이지만 우울증에 잘 걸리는 체질이다. 본인도 우울증에 걸렸는지 모르는 경우도 많고, 조용한 성격이어서 주변 사람들이 우울증을 알아차리기도 쉽지 않다.

필요한 음식

쇠고기, 닭고기, 민물생선, 장어, 미꾸라지, 메기, 오리고기, 개고기, 염소고기, 우유(냉), 버터, 치즈, 달걀, 모든 견과류, 밀가루, 백미, 현미, 찹쌀, 수수, 옥수수, 율무, 숭늉, 누룽지, 귀리, 들기름, 참기름, 콩기름, 옥수수유, 뿌리채소, 무, 당근, 연근, 우엉, 감자, 고구마, 비트, 생강, 도라지, 토란, 더덕, 호박, 버섯, 푸른 잎채소, 깻잎, 부추, 가지, 토마토, 아보카도, 배, 수박, 사과, 귤, 오렌지, 자몽, 레몬, 라임, 망고, 멜론, 오디

금해야 할 음식

대부분의 바다생선, 조개류, 굴, 새우, 게, 흰 살 생선, 붉은 살 생선, 복어, 팥, 메밀, 포도씨유, 고사리, 배추, 오이, 포도, 감, 체리, 블루베리, 복분자

목음 체질

목음 체질은 근육이 잘 발달되어 있으면서도 살집이 있는 체형으로 언뜻 봐도 체격이 좋다. 덩치가 좋으며 팔다리도 길어서 농구 선수나 골프 선수들 중에 목음 체질이 많다. 목양 체질과 마찬가지로 상체가 발달되기는 했지만 어깨가 넓다기보다 허리가 두껍고 튼튼한 편이다. 허리 코어 근육이 탄탄하면서도 전체적인 근육이 발달되어 힘쓰는 운동에 두각을 나타낸다. 젊은층에서는 마른 체

형이 많지만, 나이가 들면서 점점 살이 쪄서 마른 사람은 찾아보기 힘들다.

성격은 목양 체질과 달리 주변 환경의 영향을 잘 받는 편이고, 감정의 변화도 많이 겪는다. 목양 체질보다 예민한 성격으로 주변 사람들의 말에 신경을 많이 쓰는 편이어서 조금만 섭섭한 말을 들어도 잠을 못 이룬다. 토양 체질처럼 외향적이며 대인관계가 넓은 편이고, 적극적이며 봉사정신과 희생정신이 강하다. 목양 체질이 게으른 반면 목음 체질은 부지런해서 어떤 일이든 열심히 한다.

음식은 목양 체질과 거의 비슷하다. 식욕이 매우 좋고, 육식을 즐긴다. 보약으로는 녹용이 잘 맞는다.

목음 체질은 담이 크고 대장이 작기 때문에 대변으로 몸 상태를 알 수 있다. 대장이 약하기 때문에 하루에 두세 번씩 화장실을 가지만, 선천적인 것이어서 고치기 힘들 뿐만 아니라 크게 문제되지도 않는다. 해산물을 먹으면 화장실을 가는 횟수가 더 많아지며 결국 만성 설사의 원인이 되어 하체가 약해지고 몸이 무거워진다. 목음 체질의 경우 가장 중요한 것이 해물 섭취를 줄이고 아랫배를 따뜻하게 보호하는 것이다.

대장이 많이 불편하고 설사를 계속하는 경우에는 율무를 복용하는 것도 좋다. 율무는 대장의 습기를 없애줌으로써 설사를 줄여준다. 목음 체질은 알코올중독에 빠지기 쉬운 체질이므로 음주에 주의해야 한다. 특히 맥주와 같은 찬술은 몸에 맞지 않으니 피하고, 음주 후 사우나를 하는 것이 매우 좋다.

필요한 음식

쇠고기, 돼지고기, 우유, 버터, 치즈, 달걀, 민물생선, 콩, 완두콩, 메주콩, 강낭콩, 팥, 청국장, 땅콩, 아몬드, 너츠, 은행, 호두, 밤, 잣, 도토리, 백미, 수수, 귀리, 옥수수, 들기름, 콩기름, 옥수수유, 뿌리채소, 감자, 고구마, 마, 뿌리채소, 호박, 깻잎, 부추, 가지, 토마토, 아보카도, 버섯, 배, 수박, 멜론, 배, 사과, 망고, 오디

금해야 할 음식

조개, 바다생선, 굴, 새우, 게, 복어, 메밀, 포도씨유, 고사리, 오이, 배추, 포도, 참외, 딸기, 바나나, 파인애플, 키위, 석류, 복숭아, 자두, 앵두, 살구

목 체질 식이요법과 운동

목 체질은 뿌리채소인 당근, 고구마, 토마토, 사과, 견과류를 중간중간 먹는 것이 좋다. 밀가루, 백미, 현미, 찹쌀, 옥수수 등은 체질에 맞지만 다이어트 기간에는 최대한 피해야 한다. 식사 때 탄수화물은 다이어트의 관점에서 제외하고 해산물은 체질적인 관점에서 제외한다. 뿌리채소로 먼저 배를 채운 다음 쇠고기나 돼지고기로 단백질을 섭취하는 것이 좋다.

목 체질은 간 기능이 좋아서 근육이 쉽게 잘 붙기 때문에 남들에 비해 적은 운동량으로도 효과가 좋다. 핵심 코어 역할을 하는 허리

가 튼튼하기 때문에 상하체 운동 모두 편하게 할 수 있다. 운동 효과가 좋아서 몸이 좋은 사람들도 많지만, 반대로 게으르고 먹는 것을 좋아해서 비만인 사람도 많은 편이다. 단백질 셰이크는 대두단백과 유청단백 둘 다 좋다.

수체질
다이어트

수양 체질

수양 체질은 마른 체격이 많다. 신대비소(신장이 발달하고 비위장이 작음)의 특징을 가지므로 중초인 비위장이 작고 하초인 신장이 발달하여 상체가 마르고 골반이 발달되어 있다. 여성은 몸매가 예쁜 사람이 많고, 남성은 호리호리한 사람이 많다. 간혹 비만인 경우도 있으나 다이어트를 하면 금방 빠지는 편이다.

성격은 본인의 주장을 내세우지 않고 다른 사람의 말과 생각을 잘 들어주는 편이다. 자신의 마음을 드러내지 않는 성격으로 남과 부딪힐 일을 만들지 않아 대인관계가 원만한 편이다. 쉽게 떠벌리지 않는 편으로, 좋게 말하면 조심성이 많고, 나쁘게 말하면 의심이 많으며, 확실한 것을 선호하는 성향이 강하다. 토양 체질이 일을 벌이는 성격이라면 수양 체질은 일을 확실하게 마무리하는 성격이라고 할 수 있다.

수양 체질은 소화 기능이 약한 체질로 식사량이 적은 편이다. 하루 종일 섭취하는 음식량 자체가 적은 사람이 많다. 하지만 적게 먹는 습관이 있을 뿐 간식을 잘 챙겨 먹는다. 식사량보다 간식을 더 많이 먹는 경우도 있다. 과식을 하면 곧바로 더부룩하고 불편하므로 소화기관에 무리를 주지 않는 것이 중요하다.

차가운 성질의 음식이 맞지 않고, 술은 소주가 잘 맞는다. 보통은 채식을 좋아하는 사람들이 많다. 본인에게 잘 맞는 음식도 과식하면 바로 소화 장애를 일으키기 때문에 소식하는 것이 가장 중요하다. 과식은 어느 체질이든 좋지 않지만 수 체질은 특히 더하다. 맞지 않는 음식인 해산물과 돼지고기도 큰 탈 없이 먹을 수 있으나, 장기간 체질에 맞지 않는 음식을 먹으면 소화기관에 안 좋은 영향을 미칠 수 있다.

차가운 체질이지만 사우나에 가서 땀을 빼는 것은 매우 좋지 않다. 따뜻한 음식을 먹는 것은 좋지만, 더운 곳에서 땀을 빼는 것은 금기이다. 수양 체질은 최대한 몸에서 땀을 빼지 않아야 한다. 땀을 빼기 위해 운동을 하는 것도 권하지 않는다. 땀을 빼기보다 다른 건강상의 이득을 위해 운동을 하는 것이 좋다. 헬스는 시원한 곳에서 하는 것이 좋고 수영도 몸에 좋다.

필요한 음식

닭고기, 개고기, 염소고기, 오리고기, 쇠고기, 달걀노른자, 버터, 콩, 완두콩, 메주콩, 강낭콩, 땅콩, 아몬드, 은행, 호두, 밤, 잣, 도토리, 찹쌀, 현미, 백미, 옥수수, 참기름, 옥수수유, 생강, 감자, 더덕, 고구마, 도라지, 토란, 토마토, 배추, 양배추, 상추, 시금치, 부추, 취나물, 무청, 다시마, 미역, 사과, 오렌지, 배, 귤, 망고, 자몽, 레몬, 라임, 감

금해야 할 음식

우유, 대부분의 따뜻한 바다생선, 조개, 붉은 살 생선, 돼지고기, 굴, 새우, 게, 팥, 메밀, 메조, 보리, 오이, 두릅, 참외, 딸기, 바나나, 파인애플, 블루베리, 복분자, 구기자, 영지버섯, 칡

수음 체질

수음 체질은 다른 체질에 비해 체격이 작거나 보통인 사람들이 많다. 수양 체질과 마찬가지로 대부분 마른 체형이고 심각한 비만은 거의 없다. 전체적으로 마르고 약해 보이지만 하체가 탄탄하고 운동을 잘하는 사람도 많다.

성격은 꼼꼼하고 차분하며 인내심이 많다. 일에 있어서 실수도 적고 준비성도 철저하다. 남의 말을 잘 들어주고 대인관계도 좋은 편이라 부드럽고 편해 보인다. 하지만 냉정한 판단력을 가지고 있

고, 주관이 뚜렷한 편이다. 에너지가 넘치는 체질은 아니어서 과로하면 예민해지고 부정적인 성격으로 변한다.

수음 체질은 수양 체질보다 소화력이 더 떨어지는 체질로 음식 섭취에 매우 신경 써야 한다.

따뜻한 음식을 섭취하고, 소식을 해야 한다. 소식으로 모자란 식사량은 여러 번 식사를 하는 것으로 보충하고, 오래 식사를 하면서 최대한 많이 씹어야 위의 부담을 덜 수 있다. 위가 준비를 할 수 있도록 언제나 정해진 시간에 식사를 하는 것이 좋다.

육식과 채식을 골고루 즐기고, 식욕이 좋아 본인의 용량보다 많이 먹는 사람들이 많다. 하지만 이것은 만성 소화불량으로 이어지고, 심하면 위하수 증상이 나타나기도 한다. 본인의 소화량을 잘 알고 식욕을 절제하는 것이 중요하다. 인삼이 잘 맞는 체질이기도 하다.

필요한 음식

쇠고기, 닭고기, 개고기, 염소고기, 오리고기, 달걀노른자, 버터, 민물생선(장어, 미꾸라지), 콩, 완두콩, 메주콩, 강낭콩, 청국장, 땅콩, 아몬드, 은행, 호두, 밤, 잣, 도토리, 찹쌀, 현미, 백미, 옥수수, 밀가루, 참기름, 생강, 감자, 무, 당근, 연근, 우엉, 고구마, 비트, 도라지, 토란, 시금치, 애호박, 부추, 다시마, 미역, 사과, 귤, 오렌지, 자몽, 배, 귤, 감, 토마토, 레몬, 라임, 매실, 칡

금해야 할 음식

대부분의 바다생선, 조개, 복어, 돼지고기, 굴, 새우, 게, 팥, 보리, 메밀, 메조, 호밀, 오이, 고사리, 두릅, 일반 버섯(송이, 표고, 느타리), 포도, 참외, 딸기, 바나나, 파인애플, 복분자, 구기자, 상황버섯, 알로에

수 체질 식이요법과 운동

미용 목적의 다이어트를 위해 병원을 찾은 여성들 중에 수 체질이 많다. 이미 날씬한데도 더욱 날씬해지기 위해 다이어트를 하는 것이다. 그래서인지 수 체질은 다른 체질에 비해 체중 감량을 잘하는 편이다. 살이 잘 빠지는 체질이기도 하고, 성격상 계획적이고 인내심도 좋기 때문이다. 허기를 참기 힘들 때마다 토마토, 당근, 고구마, 사과를 먹고, 단백질은 닭가슴살로 충원하는 것이 좋다.

수 체질은 운동신경이 발달한 편으로 체조, 발레, 무용에서 두각을 나타내며 필라테스와 요가도 남들보다 잘하는 편이다. 하체가 발달되어 몸의 균형을 잡는 운동을 잘하며, 하체가 받쳐주는 만큼 상체 운동도 잘 따라 한다. 부종이 살이 되는 체질로, 겉으로는 살쪄 보이지 않아도 속으로는 군살이 쪄 있는 경우가 많다. 주로 하체 쪽으로 살이 잘 붙는데, 엉덩이, 허벅지살 때문에 고민한다면 수 체질로 진단받는 경우가 많다.

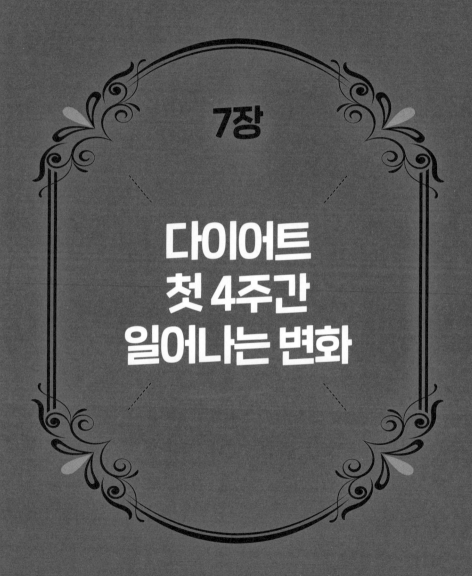

7장

다이어트 첫 4주간 일어나는 변화

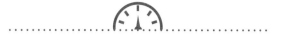

첫 2주,
기선 제압이 중요하다

내 다이어트의 운명, 첫 3일에 달렸다

이제까지는 다이어트 중에 무조건 굶어서는 안 되는 이유와 제대로 '먹는' 법에 대해 설명했다. 이번 장에서는 '제대로 굶는' 법에 대해 설명할 것이다. 다이어트에서 식이 조절은 필수인 만큼 '얼마나' 굶어야 가장 좋은지를 알아본다.

자동차를 오래 타면 엔진이나 부품에 때가 끼게 마련이다. 자동차가 원활하게 움직이려면 운행을 잠시 멈추고 때를 씻어내야 한다. 우리의 몸속 위장도 마찬가지다. 과식으로 몸에 쌓인 음식 독을 한 번씩 씻어내야 한다. 그리고 독을 씻어내기 위해서는 어느 정도 절식이 필요하다.

3일, 내 몸을 해독하는 시간

해독은 '독소의 차단과 배출'이라고 할 수 있다. 독일과 미국 등 의료 선진국에서는 수십 년 전부터 해독을 몸의 자가 면역력과 저항력을 높여 자가 치유하는 방법으로 인식하고 있다.

해독이 좋다는 것은 어느 정도 알려진 사실이다. 그러나 해독을 어느 정도 기간에, 어떻게 진행해야 하는지 정확하게 말할 수 있는 사람은 없다. 의료진의 지도와 감독 없이 자체적으로 시행할 경우 자칫 저혈당과 빈혈 등 부작용을 불러일으킬 수 있기 때문이다.

건강을 위해서는 올바른 방법이 무엇보다 중요하다. 적정한 해독 기간을 정하는 것은 물론 비타민, 미네랄, 필수아미노산 등을 충분히 공급하여 간의 해독 대사를 도와주어야 한다.

3일 동안 해독을 진행하는데, 이것은 절식 기간을 말하는 것으로 해독 기간을 말하는 것은 아니다. 크게 보면 체지방이 빠지는 다이어트 기간 전체가 해독 기간이며, 진짜 해독이 첫 3일간 이루어진다. 따라서 첫 3일의 성공이 이후 다이어트의 성공을 좌우한다.

3일은 몸에 특별한 이상이 없는 평범한 사람들이 무리하지 않고 부담 없이 진행하기에 가장 효과적인 기간이다. 절식 기간이 3일을 넘어서면 갑상선호르몬 T3의 수치가 내려가면서 기초대사량도 떨어진다. 그렇게 되면 우리 몸은 근육의 손실을 최소화하기 위해 에너지 소모를 극도로 아끼는 시스템으로 변화한다. 건강한 방법으로 3일간 해독을 진행한 후 식적과 담음 등의 독소를 제거하고 체지방이 쭉쭉 빠지는 깨끗한 몸으로 다시 태어나자.

살이 찌지 않는 몸으로 만드는 법

체내에 유입되는 독소 중에 전신에 영향을 미치는 것이 바로 '장누수증후군'이다. 장누수증후군은 여러 가지 원인에 의해 장의 점막 세포 사이를 연결하는 치밀 결합이 파괴되어 분자량이 큰 영양 성분들과 세균 및 독소들이 장 점막 안쪽으로 스며드는 것이다. 장이 튼튼해야 독소가 쌓이지 않고 영양분이 잘 흡수되어 신호체계가 정상화된다. 이렇게 생체시계가 제대로 돌아가고 생체리듬이 원활해야 지방도 빠진다.

장을 튼튼하게 하기 위해서는 장을 비워 장벽의 재생을 촉진해야 한다. 염증이 있는 곳을 계속 만지면 잘 낫지 않고 더 심해지듯이 장을 비워내고 씻어내는 기간이 필요하다. 이것이 절식이 필요한 이유다. 인간 이외의 동물은 몸이 안 좋으면 먹지 않고 휴식을 취한다. 그러나 인간은 몸이 좋지 않으면 영양분을 섭취하며 오히려 위장에 부담을 준다.

3일의 해독 기간에는 비타민과 미네랄 그리고 유산균 등의 영양소를 공급하고 충분한 수분만 섭취해도 큰 무리가 없다. 보통 수분은 하루 2리터 이상 섭취해야 한다. 사회활동을 해야 하므로 아예 굶기는 어렵다면 비타민과 미네랄이 풍부한 선식으로 세끼를 대체하는 것도 좋다. 또는 쌀죽 1/2공기 분량을 염분 없이 세 번 먹는다. 이때는 세끼를 다 챙겨 먹지 않고 하루 1~2끼로 조정해도 된다. 당뇨나 빈혈 등 기저 질환이 있는 사람은 반드시 의사와 상담한 후에 진행해야 한다. 사람에 따라 3일간의 절식도 몸에 무리를 주는 경우가 있기 때문이다.

3일간의 해독을 통해 배가 고프면 곧바로 음식을 섭취하는 데 길들여진 우리 몸의 생리 반응을 개선해야 한다. '배고프다'는 느낌은 떨어진 혈당치를 올리려는 생리 현상이다. 이런 생리 신호가 오면 바로 음식을 섭취하여 혈당을 높인다. 하지만 계속 음식을 섭취하여 혈당을 올리는 것에 익숙해지면 몸속의 에너지를 사용하여 혈당치를 올리는 데 소홀해진다.

배고플 때 바로 먹지 않고 욕구를 꾸준히 참다 보면 점점 체내 지방을 연소해서 혈당을 올리게 된다. 우리 몸이 이 방법에 익숙해지면 혈당치가 쉽게 떨어지지 않고, 허기도 빨리 느끼지 않게 된다. 말하자면 배가 많이 고프지도 않고, 살이 잘 찌지도 않는 몸으로 바뀔 수 있다는 것이다.

첫 2주, 내 몸속 변화

다이어트를 시작하고 첫 2주간은 '근육'이 빠지는 기간이다. 살을 빼기 위해 음식량을 줄이는 '절식'을 시작하고 나서는 생리적인 변화로 인해 어쩔 수 없이 근육이 빠진다. 평범한 여성의 경우 첫 2주 동안 단백질이 500그램 정도 감소된다. 하지만 이후에는 인체의 대사가 필수단백질을 '보존'하는 방향으로 움직이기 때문에 다이어트 3주차부터는 단백질 소실이 거의 일어나지 않는다. 오히려 다이어트가 진행될수록 단백질이 다시 차오르는 경우가 많다.

처음 1~2주간은 근육이 빠지더라도 크게 신경 쓸 필요 없다. 보통 체수분도 근육과 같은 분포를 그린다. 먹는 양을 줄이면 맨 먼저 체수분이 빠져나가기 때문이다. 이러한 증상은 처음 2주간 심하게 나타난다. 그러나 단백질과 마찬가지로 3주차 이후부터는 거의 빠져나가지 않고 다이어트가 끝날 무렵에는 원래대로 회복된다. 처음 2주간은 단백질과 체수분이 함께 줄어들기 때문에 근육량이 더욱 감소하는 것처럼 보인다. 따라서 인바디 검사 결과지를 확인할 때는 근육량보다 골격근량을 참고하는 것이 더 정확하다.

이런 생리학적 기전에 따라 처음 2주간은 오히려 체지방률이 높아지기도 한다. 평범한 여성의 경우 첫 2주간은 체지방이 많아야 1~2킬로그램 정도 감소된다. 하지만 3주차 이후에는 체지방과 체지방률이 함께 감소하므로 크게 걱정할 필요는 없다.

2주차 이후에 더 이상 근육이 빠지지 않는 이유

앞에서 첫 2주차에 근육이 빠지는 이유에 관해 설명했다. 보충하자면, 첫 2주차에는 먹는 양이 줄어들면 필수단백질이 소모되며 포도당 합성 반응을 일으키기 때문에 근육이 빠진다. 하지만 2주가 지나면 몸의 생리 기전도 변화한다. 체내의 포도당 합성 반응은 줄어들고 케톤체 합성 반응이 점차 증가한다. 또한 케톤체가 많이 생성되어 대신 에너지로 이용되며 더욱더 포도당 합성의 요구가 줄어들어 필수단백질의 소모가 지연된다.

뇌 역시 금식 초기에는 포도당만을 에너지로 사용하지만 2~3주

후에는 포도당 대신 케톤체를 에너지로 사용하기 때문에 포도당 합성의 요구가 줄어든다. 그러므로 2주차 이후에 제대로 된 다이어트를 진행한다면 더 이상 근육이 잘 빠지지 않을 것이다.

첫 2주차, 절대 운동하지 마라

사람들은 다이어트를 시작하면 반드시 운동을 해야 한다고 생각한다. 운동을 해야 체지방이 빠지고 근육이 붙는다고 여기는 것이다. 하지만 실제로는 그 반대이다. 단기간의 금식(2~3일)으로는 간에 저장된 글리코겐은 고갈될 수 있지만, 근육에 저장된 글리코겐은 별다른 변화가 없다. 수주간 지속적으로 금식을 하는 경우에도 마찬가지다. 양만 조금 감소될 뿐 고갈되지는 않는다.

하지만 운동을 한다면 어떻게 될까? 격한 운동을 계속하면 간이 아니라 근육에 저장된 글리코겐이 고갈될 수 있다. 격한 운동을 할수록 그토록 아끼는 근육이 더욱 빠지는 것이다. 다이어트를 시작하면서 무조건 운동부터 하려는 사람들에게 이야기하고 싶다. "기다려라, 아직은 때가 아니다."

3주차,
넘어지기 쉬운 시기

부작용으로 착각하기 쉬운 3주차 증상

3주차부터는 다이어트에 슬슬 재미가 붙기 시작한다. 1~2주차에는 빠지지 않던 체지방과 체지방률이 감소하면서 몸무게도 줄어들기 때문이다. 하지만 그만큼 조심해야 하는 시기다. 첫 2주보다는 '체중' 감량 속도가 조금 느려질 수 있기 때문에 자칫 지루하고, 더이상 살이 빠지지 않아 조급함을 느낄 수 있다. 하지만 체중 자체는 크게 변하지 않더라도 체지방이 계속 줄어들고 근육은 다시 차오르기 때문에 체형은 훨씬 좋아진다. 체중은 그대로여도 살은 빠진다는 것이다. 꽉 끼던 바지가 여유 있고, 티셔츠가 살짝 헐렁해진 것을 느낀다. 주위 사람들에게 살이 빠져 보인다는 말을 가장 많이 듣는 시기다.

하지만 이 시기에 컨디션이 좋지 않을 수 있다. 체지방의 분해 산물인 케톤체가 많이 생성되는 시기이기 때문이다. 케톤체 때문에 울렁거림이나 두통, 어지럼증이 나타나면 다이어트 부작용이라고 착각하기 쉽다. 이러한 증상은 다이어트 부작용이 아니라 당연한 생리적 반응으로 일시적인 것이다. 보통 충분한 휴식과 수분 섭취를 하면 일주일 안에 사라진다.

이 기간에 집에서는 몸무게를 재어보지 않는 것이 좋다. 앞서 말했듯이 중요한 것은 체중이 아니라 체지방이다. 3주차에는 체중뿐 아니라 체지방이 줄어드는 시기이므로 체중의 변화에 일희일비하는 것은 좋지 않다.

체중이 눈에 띄게 줄어들지 않아서 조급하고 스트레스를 받는다면 조금씩 활동량을 늘리는 것도 도움이 된다. 그러나 절대 무리한 운동을 해서는 안 된다. 평소 엘리베이터나 에스컬레이터를 이용하던 것을 계단으로 오르내리는 것도 좋다. 주 3회 이상 30분 정도 빠른 걸음으로 집 앞을 산책하는 정도도 괜찮다. 체중이 줄어들지 않는다고 섣불리 먹는 양을 줄이면 몸의 기초대사량이 줄어서 잠깐은 살이 빠지더라도 결국은 살이 잘 빠지지 않는 몸으로 바뀐다.

3주차에 맘껏 먹을 수 있는 음식

3주차 이후부터 탄수화물을 조금 줄이고 단백질 섭취를 늘린다. 달콤한 것을 먹지 않는다고 해서 탄수화물을 완전히 피했다고 할 수는 없다. 매일 먹는 음식에도 탄수화물이 무시할 수 없는 양만큼 숨어 있다. 겉보기에는 문제없는 식단에도 설탕이나 요리당이 들어가게 마련이다. 김치찌개나 달걀찜 때문에 살이 찔 수 있다. 가끔 통밀빵은 괜찮지 않냐고 물어보는 사람들이 있다. 하얀 밀가루로 만든 빵보다는 덜 나쁜 것이 사실이지만 그렇다고 좋은 것은 아니다. 가공된 음식은 대부분 다이어트에 도움이 되지 않는다고 생각하면 된다.

이 시기에는 단백질이 풍부한 닭가슴살, 달걀, 두부, 안심, 버섯 등으로 식사하는 것이 좋다. 그러나 단백질 파우더는 삼가야 한다. 앞서 말했듯이 정제하고 다듬은 것은 대부분 좋지 않다. 매우 짠 음식이나 간이 센 음식도 피해야 한다. 특히 염분을 조심해야 하는 시기라고 생각하면 된다.

유혹에 대비하라

3주차부터는 유혹에 넘어가기 가장 쉬운 시기다. 체중 감량을 시작하면서 저칼로리 식사를 하다 보면 시간이 지날수록 점점 의지가 약해지고 음식 생각이 모락모락 피어나기 시작한다. 더 이상 식욕을 억제하기 힘든 순간이 오는 것이다. 이때 그동안 참아왔던 음식을 먹는 순간 다이어트는 물거품이 되어버린다.

이럴 때를 대비하여 마음껏 먹을 수 있는 음식을 하나쯤 정해 두는 것이 좋다. 당연히 칼로리 밀도가 낮고 살이 찌지 않는 음식이어야 한다. 맛은 없더라도 배고픔을 충분히 달랠 수 있는 음식 말이다.

칼로리가 낮으면서 부피가 커서 포만감이 높은 것들로 오이, 당근, 곤약, 다시마쌈, 미역, 지방 없는 살코기 등이 있다. 그런데 정말 살코기를 마음껏 먹어도 되는 걸까? 그렇다. 다만 기름기가 없는 살코기여야 한다. 지방이 가득한 고기에 소스를 잔뜩 발라 먹는 것은 안 된다. 그런 스테이크라면 평소 양의 1.5배는 거뜬히 먹을 것이다. 하지만 기름기 없는 살코기에 최소한의 양념만 하면 조금만 먹어도 금세 배가 부르다. 3주차에는 '마음껏 먹을 수 있는 음식'을 정해 놓고 나를 살찌우는 음식 대용으로 먹는 것이 좋다. 흔들리지 말고 전진하라. 곧 다시 체중이 줄어들 것이다.

넘어져도 다시 시작하라

다이어트를 결심하고 처음에는 누구나 의지를 불태우게 마련이다. 따라서 '1일 1식', '탄수화물 아예 먹지 않기' 등 목표도 명확하고 방법도 혹독하다. 이런 사람들은 한 달에 5~10킬로그램 이상 감량을 목표로 극단적인 계획을 세운다. 물론 초반에는 이러한 열정에 힘입어 짧은 기간에 많은 체중을 감량한다. 2주 만에 2~3킬로그램 이상은 쉽게 빼는 것이다. 하지만 문제는 극단적인 식이 조절일수록 넘어지기 쉽다는 것이다. 스스로를 급격하게 몰아세우다 보면 금세 지치고, 찰나의 실수 하나로 다이어트를 아예 포기하게 된다.

꾸준히, 지속적으로 다이어트하라

다이어트를 시작할 때 가장 버려야 할 것 중 하나는 '성급한 마음' 이다. 살을 빨리, 그리고 많이 빼고 싶어 하는 사람치고 끈기 있게 다이어트를 하는 사람이 거의 없다. 눈앞에 나타나는 결과에 일희 일비하며 목표를 향한 갈지자걸음을 하는 것이다.

가장 좋은 것은 '지속 가능한 계획'을 세우는 것이다. 지금까지 3일간의 해독과 식사량을 줄이고 좋지 않은 음식을 피하는 것(정제된 탄수화물)을 계속 강조해 왔다. 무리하게 식사량을 줄이거나 식사 패턴을 바꾸는 것보다 좋은 음식으로 끼니를 제때 챙겨 먹는 것이 체중 감량에 더 효과적이다.

운동 역시 본인이 할 수 있는 만큼 계획을 짜는 것이 중요하다. 식이 조절 기간인 2주~1개월은 운동을 하지 않는 것이 좋다. 평소 운동을 했다면 강도를 10~20퍼센트 줄인다. 주의해야 할 것은 새로운 운동을 무리해서 시작하지 않는 것이다. 무리한 운동은 식욕을 자극해서 식이 조절에 실패할 수 있기 때문이다.

다이어트를 지속하다 보면 어김없이 위기가 찾아온다. 한두 달이를 악물고 5~10킬로그램 가까이 감량했는데, 피할 수 없는 술자리나 여행 스케줄에 맞닥뜨리는 것이다. 다이어트를 진행하는 3개월 동안 어떠한 이벤트도 일어나지 않는 것은 기적에 가깝다. 겨울에는 연말과 설 연휴, 여름에는 여름휴가, 가을에는 추석이 있다. 봄에는 부서 이동으로 인한 술자리나 회식이 잦다. 본인의 의지가 아닌 주변 환경으로 체중 감량이 주춤하는 시기가 분명히 있다.

다시 시작하는 것이 중요하다

다이어트를 하는 동안 우리 몸은 많이 예민해진 상태이다. 즉, 다이어트를 시작하기 전보다 살이 더 잘 찔 수 있다는 것이다. 음식에 더 민감하게 반응하기 때문이다. 다이어트를 하면서 음식량을 줄이면 내 몸은 늘 음식을 기다리고 있는 상태다. '기아 상태'로 받아들이기 때문이다. 이때 음식을 먹으면 평소와 같은 양이라도 살이 더 많이 찔 수 있다.

대부분은 다이어트를 위해 시간과 돈, 그리고 마음을 투자한다. 어떤 사람은 인간관계도 잠시 포기하고 다이어트에 집중한다. 소중한 것들을 포기하고 얻은 체중 감량이 한순간의 실수로 무산되었을 때 느끼는 허무함과 상실감은 이루 말할 수 없을 것이다.

이 시기를 맞는 사람들의 반응은 둘 중 하나다. 다이어트를 더욱 타이트하게 다시 시작하거나, 아예 포기해버리는 것이다. 전문가의 관리 없이 혼자 다이어트를 한 경우에는 포기할 확률이 높다. 사람의 마음은 생각보다 이성적이지 못하다. 한번 실수했다 하더라도 다시 일어서면 되는 것을, 마치 기다렸다는 듯이 예전의 식습관으로 돌아가 버린다.

한 번의 실수는 크게 개의치 말자. 아무리 내 몸이 내 몸무게를 기억하는 '세트 포인트set point'가 설정되어 있지 않은 상황이어도 체중이 줄어드는 '경향성'을 가지고 있다. 한번 평소처럼 먹었다고 해서 곧바로 원래 몸무게로 돌아가지 않는다. 지나간 것은 빨리 잊고 다시 다이어트에 집중하는 것이 합리적이다.

그렇다면 어쩔 수 없는 사정으로 1~2개월가량 다이어트가 중단된 경우에는 어떨까? 여행이나 부서 이동 등 다이어트를 지속하기 힘든 변화가 생길 수 있다. 이런 경우에도 다이어트를 아예 중단하는 것보다 다시 시작하는 것이 낫다. 이미 몸은 변화되어 가고 있는 중이기 때문이다. 다이어트를 중단한다면 이전 몸무게로 돌아가거나 더 찔 가능성이 크다. 먹을 것에 더 예민한 상태이기 때문이다. 하지만 3개월 이상 중단했다면 해독부터 다시 시작하는 것이 좋다.

　"흔들리지 않고 피는 꽃은 없다." 실수와 환경을 자책하기보다 유연하게 대처하면서 최종 목적지를 향해 꾸준히 나아가야 한다. 한 번의 실수로 다이어트 자체를 포기한다면 영원히 다이어트에 성공할 수 없다. 늘 지금부터가 중요하다고 생각하자. 중요한 것은 멈추지 않는 것이다.

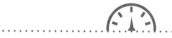

4주차,
내 몸속 라인이 살아나다

다이어트 성공으로 가는 4주차

체중 감량에 적극적이던 2주차, 약간 주춤했던 3주차를 지나 대망의 4주차에 접어들었다. 4주차까지 포기하지 않고 끈기 있게 진행해 온 사람이라면 이미 다이어트를 성공한 것이나 다름없다. 왜냐하면 4주차 이후부터 몸의 신호체계가 서서히 '살이 빠지는' 시스템으로 바뀌기 때문이다. 1~2주차에 느꼈던 배고픔과 불편한 증상들이 서서히 사라지기 때문에 이전보다 적은 노력으로도 다이어트를 지속할 수 있다. 즉, 성공으로 가는 통로에 들어선 셈이다.

허기 신호가 바로 잡힌다

4주차에 우리 몸에서는 어떤 변화가 생길까? 첫째, 엉켰던 허기 신호 시스템이 제자리를 찾아가기 시작한다. 살이 찌는 주요 원인 중에 하나가 렙틴과 그렐린에 의한 체내 배고픔 체계가 교란되어 둔해지는 것이다. 음식을 먹고 배가 부르면 렙틴이 배가 부르다는 포만감 신호를 뇌에 전달한다. 이 신호를 받으면 뇌는 식욕을 억제하여 에너지 섭취를 줄이고 기초대사량을 늘려서 에너지 소비를 늘린다. 섭취와 소비의 불균형으로 인해 지방조직이 과다하게 축적되면 렙틴 분비량 또한 증가하여 식욕을 조절하고 에너지 소비를 줄여야 하지만 실제로는 그렇게 되지 않는다. 우리 몸은 본능적으로 기아를 대비해 체지방을 축적하려는 경향이 있기 때문이다. 따라서 체지방이 축적되는 것에 대한 저항이 크지 않다.

계속 체지방이 쌓이다 보면 생리적 신호에 둔감해지고, 에너지 균형을 잡지 못하는 상태에 이른다. 이때 새롭게 저장된 지방을 놓치지 않기 위해 설정해 놓았던 세트 포인트가 올라가면서, 새로운 세트 포인트가 설정된다. 바로 생리적 신호가 둔감해지면서 렙틴 저항성이 생기는 이유다. 한번 생긴 렙틴 저항성이 사라지고 생체 시스템이 정상화되기까지 적어도 3개월이 걸린다. 다이어트를 시작하고 생체리듬을 조절하기 시작한 지 4주 정도 지나면 시스템이 조금씩 변화하기 시작한다. 가짜 배고픔이 사라지기 시작하고, 아침에 다시 배고픔을 느낀다. 물론 야식도 당기지 않는다. 몸속의 허기를 느끼는 시스템이 점차 변화하며 정상화되기 시작하는 시기가 4주차이다.

체지방 감소에 속도가 붙는다

두 번째로, 체지방 감소에 속도가 붙기 시작한다. 근육이 빠지던 초기, 체지방이 점차 빠지던 중기를 지나서 체지방 위주의 감소가 본격화되는 시기다. 일주일에 한 번씩 체성분을 확인할 때 체지방의 변화가 가장 많이 일어나는 시기가 바로 4주차이다. 4주차에 무엇보다 중요한 것은 지금까지의 식이 습관을 계속 어기지 않는 것이다. 습관이 체화되기까지 걸리는 시간이 최소 3주일이다. 이 시기를 지나면 크게 노력하지 않아도 식이 습관을 충실히 이행할 수 있다. 그러나 습관이 완벽하게 내재화된 시기는 아니므로 언제든 어그러질 수 있으니 조심해야 한다.

4주차는 그동안의 노력을 보상받는 시기다. 체지방이 빠지면서 점점 외모의 변화를 느낄 수 있다. 보통 4주차쯤 되면 바지가 헐렁해진다. 몸무게의 10~15퍼센트는 감량해야 눈에 띄는 외적 변화가 나타나지만 4주차에도 옷 사이즈의 변화는 여실히 느낄 수 있다. 그렇기 때문에 잠시 꺾였던 다이어트 의욕이 되살아나기도 한다. 이때 가벼운 운동을 시작하면 몸에 탄력이 생겨서 라인을 만드는 데 도움이 된다.

4주차까지 다이어트를 진행한 사람은 이후에도 계속할 확률이 높다. 몸은 이미 발산형 시스템에 맞춰졌고, 식이 습관도 체화된 상태이기 때문에 특별한 환경 변화나 이벤트가 생기지 않는 한 탄탄대로에 진입했다고 할 수 있다. 하지만 애써 잡은 몸의 균형이 무너지지 않으려면 끊임없이 노력해야 한다.

체지방만 빼드려요

비만이란 '체지방'의 과도한 축적이다. 따라서 무조건 체지방 위주로 감량하는 것이 건강에 유익하다. 같은 1킬로그램이라도 근육이 빠지는 것과 체지방이 빠지는 것은 천지 차이다. 굶는 다이어트는 체지방보다 근육이 빠지기 때문에 '저근육형 비만'이 되는 경우가 많다. 체중은 적게 나가지만 건강에도 좋지 않고, 같은 체중에 비해 살이 더 쪄 보인다. 체지방은 같은 무게의 근육보다 부피가 1.3배가량 더 크기 때문이다.

또한 내장지방이 복부에 몰리기 때문에 근육이 적고 체지방이 많은 사람은 배가 나오고 복부에 비해 상대적으로 팔다리가 가늘다. 이러한 체형을 '거미형' 혹은 '사과형'이라고 하는데, 대사증후군이나 심혈관 질환, 뇌졸중에 걸리기 쉽고 암에 취약하다는 연구 결과가 있다. 한마디로 나를 빨리 '죽게 만드는 뱃살'이다.

근육 손실을 줄이는 방법

다이어트는 무조건 체지방, 특히 '체지방률'을 줄이는 방향으로 진행해야 한다. 그렇다면 체지방을 감량하면서 근육의 손실을 최소화하는 방법은 무엇일까? 체지방률은 보통 남자는 21퍼센트, 여자는 28퍼센트까지 표준으로 본다. 다이어트를 위해 병원을 찾는 사람들은 대부분 30~50퍼센트에 이른다. 체지방률을 낮추기 위해서는 체지방의 감량도 중요하지만 근육량의 손실을 최대한 줄이는 것이 핵심이다.

어떻게 다이어트를 해야 체지방만 골라서 뺄 수 있을까? 가장 중요한 것은 몸의 신호체계를 정상으로 바꾸는 것이다. 체내에 지방을 축적하는 시스템이 아닌 축적된 지방을 소모하는 시스템으로 바꾸어야 한다는 것이다. 그렇게 하기 위해서는 절대 굶어서는 안 된다. 먹는 양을 줄이고 불규칙적인 식사를 하면 우리 몸은 '기아 상태'로 인식하고 영양분이 들어오는 족족 지방으로 저장한다.

식사량을 줄이면 우리 몸은 맨 먼저 근육 단백을 사용한다. 물론 지속적으로 식사량을 줄이면 결국에는 체지방이 분해되지만 이미 근육은 빠질 대로 빠진 이후다. 더 이상 영양분을 지방으로 저장할 필요 없는 시스템을 만들어주어야 한다. 가장 중요한 것은 규칙적인 식사다. 세끼를 정해진 시간에 정해진 양만큼 먹어야 한다. 일정한 시간에 일정한 양이 들어오면 우리 몸은 더 이상 영양분을 지방으로 저장하지 않는다. '수렴'형 시스템에서 '발산'형 시스템으로 바뀌는 것이다.

체지방만 10킬로그램 빼는 법

근육량을 유지하기 위해 양질의 단백질을 섭취하는 것도 중요하다. 그러나 가공된 단백질 파우더는 피하고 음식으로 섭취해야 한다. 단백질을 섭취하기 가장 좋은 시간은 저녁이다. 잠들기 4~5시간 전에 포만감이 오래가는 단백질을 섭취하는 것이다. 저녁부터 아침까지 공복 시간이 길기 때문에 저녁에 금방 배가 꺼지는 음식을 먹으면 야식이 당길 수 있다.

단백질이 풍부한 흰 살 생선, 좋은 지방이 풍부한 등 푸른 생선 등 해산물도 좋고, 살코기 위주의 고기도 좋다. 구워 먹는 것보다 찜이나 삶아 먹는 것이 더욱더 좋다. 닭가슴살이나 달걀, 식물성 단백질인 두부로 만든 샐러드도 권할 만하다.

가벼운 유산소 운동이나 하루 30분씩 걷기도 도움이 된다. 그러나 심한 운동은 권하지 않는다. 간헐적으로 무리하게 운동하면 오히려 근육이 소모되기 때문이다. 자신이 할 수 있는 범위 내에서 가볍게, 그러나 꾸준히 운동을 해야 체지방을 줄이는 데 도움이 된다.

마지막으로 중요한 것은 술과 정제된 탄수화물을 먹지 않는 것이다. 근육이 줄어들고 체지방이 늘어난 원인은 결국 음식 때문이다. 먹는 음식의 종류를 바꾸는 것이 먹는 양을 줄이는 것보다 훨씬 더 중요하다. 먹는 양을 극단적으로 줄이지도 않고 음식의 종류도 바꾸지 않는다면 체중은 제자리걸음일 수밖에 없다.

4가지를 지켜가면서 체중 감량을 한다면 더 이상 근육 손실은 생기지 않는다. 근육 소모는 대부분 다이어트를 시작하고 1~2주에 일어나며 처음에 빠졌던 근육은 대부분 다이어트가 끝날 때쯤 돌아온다. 정확하게 지키면서 다이어트를 한다면 체지방만 10킬로그램을 뺄 수 있다. 더 이상 근육이 빠질까 봐 두려할 필요 없다. 또한 근육을 지키기 위해 성급하게 고강도 운동을 하지 않아도 된다. 제대로 빼기 위해서는 제대로 알아야 한다는 사실을 명심하자.

4주,
그 이후에도 살은 계속 빠진다

체지방은 계속 빠진다

이제 4주간의 워밍업이 끝났다. 본격적인 다이어트를 위한 기초 공사가 끝났다는 뜻이다. 지금까지의 체중 감량은 시작에 불과하다. 4주가 지나면 다이어트가 끝난 것이 아니라 이제부터 시작이다. 고도비만이 아닌 경우 한 달에 5킬로그램 이상 감량하기는 쉽지 않다. 4주 동안 다이어트를 지속한 사람들은 최대 5킬로그램 이상 감량하지 않았을 확률이 높다. 당연히 이 정도 체중 감량에는 만족하지 않을 것이다.

평균적으로 말하자면 다이어트를 시작한 첫 달에는 3~5킬로그램, 둘째 달에는 3~4킬로그램, 셋째 달에는 3킬로그램 내외로 체중이 감소한다. 여러 번 다이어트를 반복하여 고무줄처럼 몸무게를

272 •

수시로 줄였다 늘였다 한 사람, 갑상선 기능의 이상으로 호르몬제를 복용하고 있는 사람, 다이어트를 위해 오랫동안 양방약을 복용한 사람은 같은 기간에 체중의 변화가 크지 않을 가능성이 높다. 이런 사람들은 식단 관리로 몸부터 만든 다음 다이어트를 진행해야 한다. 특수한 경우를 제외하고 대부분의 사람들은 비슷한 속도로 몸무게를 감량한다. 4주 이후에는 평균적으로 6~7킬로그램가량 추가로 감량하는 것이다.

첫째, 하루 세끼 규칙적으로 식사를 한다. 가장 쉬워 보이지만 가장 지키기 힘든 규칙이다. 살을 더 빼려면 먹는 양을 줄여도 모자랄 판에 세끼를 다 챙겨 먹어야 한다니 말이다. 거듭 말하지만 세끼를 다 챙겨 먹어야 살이 빠진다. 하루 한 끼만 먹는 다이어트는 평소 소식하는 사람이 아닌 한 지키기 어렵다.

평균적인 사람들은 1일 1식이 아니라 1일 3식을 해야 살이 빠진다. 1일 1식보다는 차라리 1일 5식이 낫다. 허기 신호체계를 제대로 정비하기 위해서는 규칙적인 식사를 대원칙으로 삼아야 한다. 물론 먹는 양은 반으로 줄여야 한다. 다이어트는 입력과 출력의 싸움이다. 당연히 섭취량보다 소모량이 많아야 살이 빠진다. 활동량을 늘리는 것보다 섭취량을 줄이는 것이 중요하다. 정리하자면 먹는 양은 반으로 줄이되, 세끼 꼬박꼬박 챙겨 먹어야 한다.

둘째, 물을 하루에 2리터 이상 마신다. 다이어트를 처음 시작할 때는 물을 잘 챙겨 마셔야 한다. 다이어트를 하는 사람들은 대부분 물을 즐겨 마시지 않는다. 하지만 이제부터 물과 친해져야 한다. 처음에는 물통을 들고 다니며 하루에 2리터 이상 마시다가도 4주차부 터는 느슨해지기 시작한다. 하루에 2리터에서 1리터로 줄어들다가 그보다 더 적게 마시는 날도 있다. 당연히 체중 감량 속도도 줄어들 고 정체기가 오기 쉽다. 물은 다이어트에 무조건 좋다. 수분 섭취는 변비 해소에도 도움이 될 뿐 아니라 체지방이 효과적으로 분해될 수 있는 환경을 조성해 준다. 아침 공복에 마시는 차가운 물 한잔은 보약이나 다름없다. 물을 하루에 2리터 이상 마시는 원칙을 반드시 지키자. 습관이 되면 그다음부터는 쉬울 것이다.

셋째, 먹지 말아야 할 음식을 더욱더 철저하게 가린다. 3가지 하 얀 음식을 먹지 말자. 흰 밀가루, 흰쌀밥 그리고 흰 설탕. 빵이나 면 으로 한 끼를 때우는 것은 좋지 않다. 무심코 먹은 한 끼가 체지방을 붙들고 있다. 흰쌀밥보다는 혈당을 천천히 올리는 잡곡밥이나 현 미밥을 먹는다. 또한 당류가 많이 들어간 음식도 피해야 한다. 점심 또는 저녁을 굶으면서 초콜릿이나 탄산음료를 들이컨다면 아무리 칼로리를 적게 섭취했더라도 소용없다.

앞에서 말한 3가지 중에 한 가지라도 소홀히 하면 감량 속도가 줄 어들고, 체지방 위주로 감량되지 않을 수 있다. 더 이상 체중이 줄어 들지 않는다면 3가지 대원칙을 어기지 않았는지 다시 한번 살펴보 라.

3가지 원칙을 철저하게 지켰는데도 몸무게가 더 이상 빠지지 않 는다고 해서 섣불리 음식량을 줄여서는 안 된다. 시간이 지나면 반 드시 체중이 감량된다. 그래도 조바심이 난다면 음식량을 줄이지 말고 차라리 가벼운 운동을 시작하자. 몸에 무리를 줄 만큼 강도 높은 운동은 삼간다. 활동량을 늘리는 정도로 가볍게 시작해서 서서히 운동량을 늘리는 것이 좋다. 원칙을 지키면 살이 빠진다.

내 몸의 저울, 세트 포인트

우리 몸은 변화를 싫어한다. 생존을 위해서는 변화보다 유지해야 하기 때문이다. 변화는 항상 위험성을 내포하기 때문에 경계 대상 일순위다. 그렇게 해서 우리 몸은 항상성을 유지한다. 예를 들어 체온은 항상 36.5도로 유지된다. 이것보다 체온이 내려가면 근육을 떨거나 몸을 움츠려서 체온이 떨어지는 것을 막는다. 반대로 체온이 올라가면 혈관을 확장하고 땀을 배출해서 원래 체온을 유지한다.

또한 우리 몸에는 체중을 유지하는 시스템이 존재한다. 나의 체중을 기억하고 항상 그 체중을 유지하는 것이다. 2~3일 굶어서 체중이 빠지더라도, 과식으로 1~2킬로그램 정도 체중이 올라가더라도 며칠 지나면 본래의 체중으로 돌아온다. 유지해야 할 몸무게가 기본값으로 '세팅'되어 있는 것이다. 이것을 '세트 포인트set point'라고 한다.

'세트 포인트'는 내 몸에 설정되어 있는 기준점이다. 내 몸은 항상 이 기준을 유지하려고 한다. 체온의 경우 36.5도가 '세트 포인트'이다. 몸무게도 마찬가지다. 체중이 70킬로그램이라면 뇌 속에 70킬로그램이 기본값으로 '세팅'되어 있다. 따라서 60킬로그램으로 체중을 감량하더라도 언제든지 70킬로그램으로 돌아갈 준비가 되어 있다. 체중 감량에 성공했다가도 원래대로 돌아가는 요요현상도 바로 우리 몸의 '세트 포인트' 때문이다.

항상 같은 체중을 유지하는 비밀, 렙틴

몸은 어떻게 자기 체중을 유지할까? 비밀은 렙틴에 있다. 렙틴은 다이어트를 이야기할 때 빼놓을 수 없는 호르몬이다. 렙틴은 '지금 배부르다' 또는 '지방이 늘었다'는 신호를 뇌로 전달하는 호르몬이다. 배가 부르거나 체내에 축적된 지방량이 늘어나면 렙틴이 식욕을 억제해 에너지 섭취량을 줄이고 기초대사량을 증가시켜 에너지 소비량을 늘리라는 신호를 뇌에 전달한다. 렙틴은 지방조직에서 분비되므로 지방조직이 늘어나면 자연히 렙틴 분비량도 증가한다. 렙틴의 양이 증가하면 시상하부에서는 계속 식욕을 억제하라는 신호를 전달하여 체중이 늘지 않도록 한다. 렙틴과 반대 작용을 하는 호르몬이 그렐린이다. 그렐린은 배가 고프다는 신호를 뇌의 시상하부로 전달한다. 렙틴과 그렐린의 상호 시스템 덕분에 우리는 며칠 굶거나 며칠 과식해도 원래 몸무게에서 크게 벗어나지 않는다.

그렇다면 자기 체중을 유지하려는 '세트 포인트'가 있는데도 10킬로그램씩 살이 찌는 사람은 어떻게 설명해야 할까? 그것은 둘 중 하나다. 오랜 기간 많은 양을 먹었거나, 불규칙한 식생활로 호르몬 균형이 깨져버린 것이다. 아무리 저울이 평형을 유지하려고 해도 한쪽에 집채만 한 바위를 올려놓으면 그쪽으로 기울 수밖에 없다. 또한 저울의 계기판이 고장 나면 균형을 유지하지 못하고 한쪽으로 기울어져 버린다.

하루 칼로리 섭취량이 5퍼센트만 늘어도 1년이면 5킬로그램 이상 체중이 늘어난다. 지속적으로 먹는 양이 늘어난다면 제아무리 정교한 세트 포인트 시스템을 가지고 있다 하더라도 견뎌낼 재간이 없다. 먹는 양은 똑같아도 활동량이 적어지면 에너지 소비량이 줄어들어 체중이 늘어난다. 식사량이나 시간이 불규칙적이고 고칼로리 음식이나 정크푸드를 지속적으로 섭취하면 호르몬 균형이 깨진다. 그렇게 되면 배가 고프지 않은데도 허기를 느낀다. 심한 경우 계속 먹는데도 허기질 수 있다. 불규칙한 식습관은 잘못된 신호체계를 만들어서 좋지 않은 식습관을 유발한다.

체중 감량보다 유지가 더 중요하다

렙틴과 그렐린은 상호 관계에 있기 때문에 어느 하나라도 제 기능을 하지 못하거나 부족하면 체내 '세트 포인트' 체계가 무너진다. 이렇게 되면 살이 잘 빠지지도 않을뿐더러 오히려 '살이 더 잘 찌는' 체질로 바뀐다. 이 시스템을 회복하는 데 적어도 3개월 이상 걸린다.

일반적으로 우리 몸은 (+) 방향보다 (-) 방향으로 기울어질 때 더 민감하게 반응한다. 살이 찌는 것보다 빠지는 것을 훨씬 더 위험하게 받아들이기 때문이다. 에너지 대사와 호르몬 조절 등 생존에 필수적인 기능들은 체중이 늘어날 때보다 줄어들 때 위협을 받는다.

그렇기 때문에 살이 찌는 것을 막는 기전보다 살이 빠지는 것을 막는 기전이 더 촘촘하고 빠르게 반응한다.

다이어트를 하면 몸이 적당한 체형을 유지할 수 있도록 (-) 방향으로 움직이기 때문에 우리 몸은 적신호를 켜고 있는 것과 다름없다. 영양소의 체내 흡수율을 높이며 체지방 전환율 자체도 올라간다. 다이어트가 끝난 이후에 우리 몸은 본래 체중으로 자꾸만 되돌아가려고 한다. 따라서 성공적으로 다이어트를 '종료'하지 않으면 요요현상이 나타나는 것이다.

연구 결과에 따르면 다이어트에 성공한 대부분의 사람들이 1년 뒤 감량했던 체중의 50퍼센트가 되돌아오고, 5년 후에는 초기의 체중으로 돌아가거나 그보다 더 늘어난다고 한다. 하지만 세포 교체되는 주기인 3개월, 길게는 1년 정도 감량한 몸무게를 유지하면 원래 체중으로 되돌아갈 확률이 급격히 줄어든다.

체중을 감량하는 것도 중요하지만, 궁극적으로는 감량한 몸무게를 1년 정도 유지하는 것이 더 중요하다. 1년 정도만 식이요법을 하면서 주의를 기울이면 원래 식이 습관으로 돌아가도 예전처럼 살이 많이 찌지 않는다. 그때부터 '세트 포인트'가 새롭게 설정되어서 감량한 몸무게를 원래 몸무게로 인지하기 때문이다. 다이어트는 끝날 때까지 끝난 것이 아니다.

지긋지긋한 다이어트, 마지막이 있을까?

"정말 3개월만 하면 다이어트가 끝나요?", "이 다이어트를 하면 요요현상이 오지 않나요?" 요요현상은 다이어트에서 정말 풀 수 없는 숙제와도 같다. 3개월로 끝나는 다이어트는 없고, 요요현상이 절대 나타나지 않는 다이어트도 없다. '바짝' 뺀 다음 유지하기가 결코 쉽지 않다. 수학을 80점 맞던 학생이 벼락치기를 하여 89점이 나왔다고 해도 계속 노력하지 않으면 다시 80점으로 내려앉을 것이다. 왜냐하면 벼락치기로 얻은 점수는 본래 실력이 아니기 때문이다. 체중 감량도 마찬가지다.

체지방이 성공적으로 줄어들고 근육량이 많이 빠지지 않았다면 체중 감량에 성공한 것이다. 하지만 체중 감량에 성공했다고 해서 다이어트에 성공한 것은 아니다. 다이어트는 크게 두 단계로 나뉜다. 첫 번째 단계가 체중 감량기고, 두 번째 단계가 체중 유지기다. 체중 유지기까지 지나야 비로소 절반은 성공했다고 할 수 있다.

단언컨대 요요현상이 나타나지 않는 다이어트 방법은 없다. 감량한 체중을 최소한 6개월 이상 유지해야 온전히 자신의 몸무게가 된다. 현재의 몸무게를 자기 몸무게로 인지하기까지 걸리는 시간이 최소 6개월이다. 그 전에 체중이 변한다면 체중을 감량하기 전 몸무게로 되돌아갈 가능성이 크다. 그렇기 때문에 체중 유지기 동안 무조건 감량된 체중을 유지하는 것이 다이어트 성공의 핵심이다.

약간의 노력으로도 요요를 막을 수 있다

그렇다면 어떻게 해야 요요현상 없이 감량한 체중을 유지할 수 있을까? 다이어트를 위해 쏟았던 노력이 10이라면 3~4 정도의 노력만 기울이면 된다. 다이어트 기간의 식습관에서 크게 벗어나지 않는 것이 하나의 방법이다. 다이어트 기간에 완전히 금했던 정제된 탄수화물인 빵이나 면을 조금씩 먹어도 된다. 몹시 당길 때 가끔 한 번씩 먹는 것은 크게 영향을 미치지 않는다. 그러나 아예 한 끼를 대체하거나 다이어트에 좋지 않은 음식을 일주일에 2~3번 이상 먹으면 당연히 요요현상이 나타날 수 있다.

요요를 막기 위하여 구체적으로 어떤 노력을 할 수 있을까? 나는 요요를 방지하기 위하여 힘쓰는 사람들에게 3·6·9개월 원칙을 설명한다.

다이어트가 끝난 후 첫 3개월간은 최대한 다이어트를 할 때와 비슷한 생활 패턴을 유지해야 한다. 다만 다이어트 기간에 자신을 절제하며 그 어떤 치팅 데이도 갖지 않았다면 이 기간에는 1주일에서 10일을 주기로 한 번의 치팅 데이를 두는 편이 더 좋다. 언제까지고 먹고 싶은 음식을 참을 수는 없기 때문이다.

또한 적어도 일주일에 1회 체중을 체크해야 한다. 특정 요일 아침에 일어나서 화장실을 다녀온 후 공복 상태에서 재는 것이 가장 정확하다. 하루에도 체중은 시시각각 변하기 때문이다. 3개월 동안 체중이 유지된다면 요요 방지 프로그램의 1단계를 무사히 통과한 것으로 볼 수 있다. 몸은 변화된 체중을 원래 체중으로 기억하기 때문에 1~3일의 변화로는 움직이지 않는다.

그다음 6개월 동안에는 일주일에 이틀은 먹고 싶은 음식을 먹으라고 말한다. 조금씩 먹을 수 있는 음식의 종류를 늘려나가는 것이다. 물론 매일 정제된 탄수화물로 만들어진 빵, 면으로 식사를 대체하면 무조건 요요는 올 수밖에 없다.

그다음 9개월 동안에는 먹고 싶은 음식으로 식사를 하는 날이 일주일에 최대 3일을 넘지 않도록 조심한다. 일주일 중 반 이상을 안 좋은 음식들로 식탁을 채우는 것을 자제하여야 한다. 물론 이 정도 다이어트를 진행했던 사람이라면 몸에서 인스턴트, 고칼로리 음식을 간절히 원하는 욕구의 정도는 많이 줄었을 것이다. 그렇다고 하더라도 일주일에 3일은 다이어트와 관계없이 본인이 먹고 싶은 식사를 하라고 말한다.

주의할 것은 이 기간에 요가든, 수영이든, 산책이든 본인이 좋아하는 운동 한 가지는 꾸준하게 하고 있어야 한다는 점이다. 규칙적인 운동으로 대사량을 증진시킬 수 있으며 코르티솔 농도도 줄여 체지방 합성도 저해하고 다이어트를 계속 진행하고 있다는 마음가짐도 잊지 않을 수 있다.

이렇게 총 18개월 동안 체중을 유지하게 되면 곧 1년 6개월을 유지한 셈이므로 특별한 생활 방식의 변화가 없는 한 체중이 쉽사리 변하지 않는다. 물론 체중이 유지되고 있다고 해서 아예 체중 조절의 끈을 놓으라는 말은 아니다. 1년 안에 돌아가지 않은 체중이라도 5년 안에 다시 되돌아가는 경우가 90퍼센트 이상이다. 그러므로 평생 다이어트를 하는 것이라는 마음가짐을 가지고 식이조절을 계속 해야 한다. 5년 동안 계속 굶으라는 말이 아니다. 내 몸에 좋지 않은 음식들로만 식탁을 구성하는 것을 철저하게 피하라는 뜻이다.

1년 동안 유지한 체중도 결혼이나, 이민, 이직 등의 생활 변화로 다시 뒤바뀔 가능성이 높다. 더군다나 한 번 많이 쪄 본 경험이 있는 사람이라면 다른 사람에 비해 환경 변화에 몸이 더 예민하게 반응할 가능성이 무척 높다. 그러므로 항상 긴장의 끈을 놓지 않고 체중 유지에 힘써야 한다.

보동 이 성도 노력해서 유지하는 사람은 자신이 '살이 찌지 않는 사람'이 되는 경우가 많다. 이는 체질의 변화라고 보기는 어렵고 생각과 습관의 변화라고 보아야 적당하다. 살이 찌지 않는 생활 습관으로 무장한 '후천적 살이 찌지 않는 사람'이 되는 것이다.

요요현상, 끝낼 수 있다

요요 방지 기간에 가벼운 운동을 꾸준히 하는 것이 좋다. 적당한 운동은 신체와 정신 건강에 도움이 될뿐더러 요요 방지에도 큰 도움이 된다. 그리고 체중 유지를 위해 본인이 꾸준히 노력하고 있다는 생각 자체도 다이어트에 도움이 된다. 치킨을 세 번 먹을 것을 두 번으로 줄이기 때문이다.

1년 정도 본인 몸무게를 유지한 이후에는 요요현상을 걱정할 필요 없다. 하지만 원래 체중으로 돌아갈 가능성은 언제든지 열려 있다. 정착된 식습관을 계속 유지하면 체중이 유지된다. 그러나 결혼을 한다든지, 수험 생활을 시작한다든지, 해외로 이민을 가는 등 식습관이나 생활 패턴이 급격하게 변하면 몸무게는 금세 늘어난다. 몸무게가 언제든지 감량 전으로 되돌아갈 수 있음을 충분히 인지하고 그에 맞춰 식습관을 조절한다면 극심한 요요현상은 피할 수 있을 것이다.

5년 후에도 감량한 체중을 유지하는 사람은 10명 중 1명이라고 한다. 감량한 체중을 유지하는 것이 결코 쉽지 않음을 알 수 있다. 단 3개월의 다이어트로 평생 요요현상 없이 감량한 체중을 유지하기란 불가능하다. 시기에 따라 강도의 차이만 있을 뿐 다이어트는 평생 하는 것이다. 단기간에 끝내는 다이어트에 현혹되지 말고 평생 지속할 수 있는 나만의 다이어트 방법을 찾자. 그렇게 하면 요요현상과도 영원히 작별할 수 있다. 다이어트에는 끝이 없지만, 요요현상은 분명 끝이 있을 것이다.

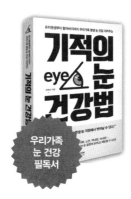

우리가족
눈 건강
필독서

기적의 눈 건강법

김영삼 지음 | 14,500원

**전신의 건강은 물론 정신과 마음 건강까지 챙길 수 있는
최초의 한방 눈 건강 책!**

우리 몸을 하나의 우주로 보는 한의학의 의술 기저로 안질환을 일으
키는 각 원인을 분석하고 이에 맞는 침술과 탕을 처방한다. 저자가 임
상으로 접한 다양한 사례를 토대로 현대인들이 겪는 안질환의 증상
과 그 원인 외에도 증상을 호전시킬 수 있는 약재와 한약을 제조할
수 있는 약재의 분량까지 정확하게 소개하고 있다. 눈 건강에 도움을
주는 혈자리, 음식 그리고 눈 건강 운동 8가지도 수록해 누구나 쉽게
따라하며 안질환을 예방 및 개선할 수 있도록 했다.

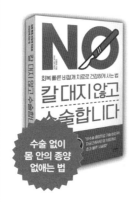

수술 없이
몸 안의 종양
없애는 법

칼 대지 않고 수술합니다

김태희 지음 | 14,500원

**"누구나 삶의 질을 유지하며 치료받을 권리가 있다!"
외과의사 김태희의 비수술적 치료법**

2,000회 이상 비수술적 치료를 해온 외과의사의 임상체험과 최근의
종양 치료에 대한 견해를 담았다. 우리 몸 속의 종양이 덩어리가 너무
커져서 치료를 받아야 할 상황이 왔을 때, 수술로 치료할 것이냐 비수
술적 치료를 알아볼 것이냐 하는 문제에 대한 답을 알려준다.
현대인들의 90%는 몸에 종양이 있다고 한다. 어떤 경우에는 작아서
'결절'이라고 부르기도 하는데, 보통은 그런 것들이 우리 몸에 큰 지
장을 주는 경우는 없다. 그러나 이것이 건강에 문제가 될 정도가 되었
을때 어떠한 치료를 선택할 것인지에 대한 조언을 해준다.

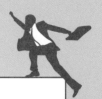

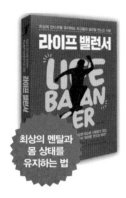

라이프 밸런서

김진우 지음 | 14,000원

**셀럽들의 건강과 생활 습관을 책임지고 있는
국내 1호 life balancer 김진우가 알려주는,
건강하고 균형 잡힌 삶을 위해 당신이 할 일들**

과거에는 PT가 나에게 맞는 운동을 설계해주는 '맞춤형 운동 전문가'의 개념이었다. 그러나 단순히 하나의 솔루션으로 건강을 담보할 수 있는 지금은 '균형 잡힌 삶을 설계해주는 인생 파트너'의 개념으로 바뀌고 있다.

더 좋고, 있어보이는 라이프스타일은 찾아 헤매면서 정작 자신의 삶을 좌우하는 몸과 마음의 라이프밸런스는 왜 신경 쓰지 않는가? 저자 개인의 경험과 셀러브리티들의 삶의 밸런스를 관리해준 사례를 통해 평범한 사람도 일—건강—생활의 균형을 찾을 수 있도록 구체적인 방법을 제시하는 이 책을 통해 독자들도 더욱 행복한 삶을 살 수 있을 것이다.

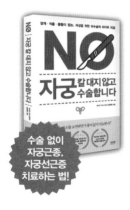

자궁, 칼 대지 않고 수술합니다

김태희 지음 | 14,500원

**"자궁 · 유방 · 난소를 보전하면서 흉터 없이 치료한다!"
자궁 적출은 최선의 선택이 아니다 하이푸로 자궁을 지킨다**

자궁근종, 자궁선근증 진단을 받은 여성이 37만 명을 넘어섰다. 여성의 건강을 위협하는 질병으로 해마다 증가하고 있는 자궁근종과 선근증. 통증, 출혈, 난임 등으로 고통받는 여성도 늘고 있다. 과연 자궁 적출만이 방법일까?

초음파 에너지를 집적해 종양을 태우는 하이푸 시술 2,500회 이상 성공 경험이 있는 김태희 서울하이케어 원장이 비수술적 하이푸 치료를 소개한다. 하이푸 시술을 통해 출혈과 절개를 동반하는 자궁 적출수술을 하지 않고도 자궁을 보전하면서 치료할 수 있다.